UNE

ÉPIZOOTIE DE MORVE

AU XVIIIe SIÈCLE

dans la généralité de Caen

PAR

ALFRED GALLIER

MÉDECIN VÉTÉRINAIRE

Inspecteur sanitaire de la Ville de Caen
Secrétaire général de la Société vétérinaire du Calvados, de la Manche et de l'Orne
Membre correspondant de la Société centrale de médecine vétérinaire
et de la Société nationale d'agriculture
Ancien président de la Société Linnéenne de Normandie, (etc.)
Officier de l'Instruction publique
Officier du Mérite agricole

CAEN

Imprimerie Charles VALIN

13, rue Écuyère, 13

—

1905

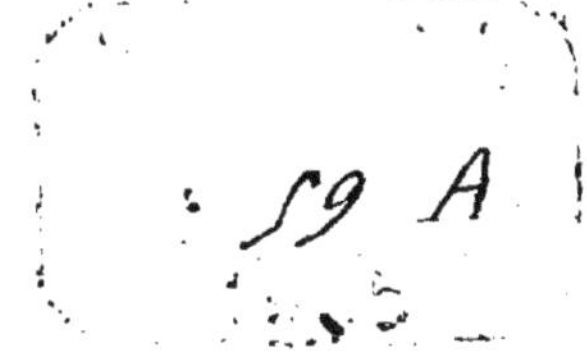

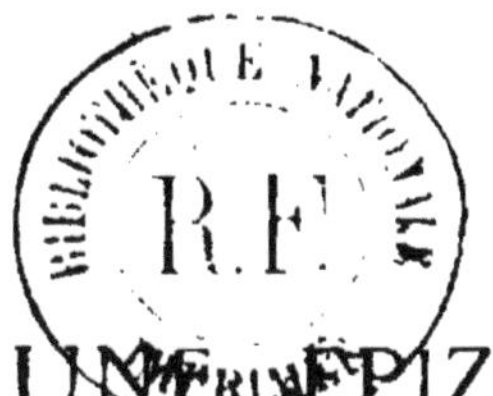

UNE ÉPIZOOTIE DE MORVE

au 18e siècle

dans la généralité de Caen

UNE

ÉPIZOOTIE DE MORVE

AU XVIIIe SIÈCLE

dans la généralité de Caen

PAR

ALFRED GALLIER

MÉDECIN VÉTÉRINAIRE

Inspecteur sanitaire de la Ville de Caen
Secrétaire général de la Société vétérinaire du Calvados, de la Manche et de l'Orne
Membre correspondant de la Société centrale de médecine vétérinaire
Ancien président de la Société Linnéenne de Normandie, (etc.)
Officier de l'Instruction publique
Officier du Mérite agricole

CAEN
Imprimerie Charles VALIN.
13, rue Écuyère, 13

1905

UNE ÉPIZOOTIE DE MORVE
au 18e siècle
dans la généralité de Caen [1]

Les désastres occasionnés par les épizooties et en particulier par la morve dans le cours du XVIIe siècle et le commencement du XVIIIe étaient tels ; les plaintes, les doléances, les demandes de secours étaient si nombreuses,que la sollicitude des pouvoirs publics ne tardait pas à être éveillée et que de nombreux actes,émanant le plus souvent de l'autorité royale, attestaient tout l'intérêt qui s'attachait à cette question.

Bien loin de s'attarder, comme au moyen âge, à recourir à des pratiques qui ne pouvaient que favoriser la propagation des maladies contagieuses, profitant des enseignements du passé, on reconnaît la nécessité de mettre en œuvre des mesures préventives générales, de protéger les différentes espèces animales par des prescriptions sanitaires énergiques, de sanctionner ces prescriptions par des pénalités très rigoureuses et de faire appel à la dénonciation pour découvrir les coupables.

(1) Lecture faite à la séance solennelle tenue à Caen, le 23 octobre 1904, à l'occasion du 75e anniversaire de la fondation de la Société vétérinaire du Calvados, de la Manche et de l'Orne.

L'arrêt du Conseil d'Etat du Roy du 10 avril 1714, rendu pour prévenir les dangers de l'infection de l'air par les émanations des cadavres des animaux morts de maladies, a surtout rapport à l'hygiène publique générale ; mais, néanmoins, en ordonnant l'enfouissement des cadavres, il montre le soin d'éviter et les contagions possibles aux autres animaux et les dangers de la putréfaction à l'air libre.

Quelques mois plus tard, le 16 septembre 1714, un autre arrêt du Conseil édicte une série de dispositions qui montrent que déjà, à cette époque, si on ne connaissait pas les microbes, les agents actifs de la contagion on avait un sentiment bien net de cette contagion et des précautions qu'il convenait de prendre pour en prévenir l'irradiation, pour la localiser dans les locaux envahis par elle.

Il faut toutefois arriver aux années 1745 et 1746 pour voir édicter un ensemble de mesures absolument remarquables, ayant pour triple but d'empêcher la circulation des animaux provenant des localités infectées, d'exercer une active surveillance sur les foires et marchés des localités encore indemnes, et de réprimer énergiquement les infractions commises.

Mais ces arrêts, ainsi d'ailleurs que ceux de 1771, de 1774 et de 1775, ne visaient qu'une seule maladie, d'ailleurs innominée qui, revêtant une forme épizootique, s'attaquait au gros bétail et en opérait la destruction plus ou moins complète, suivant les régions, suivant les localités.

Si l'on consulte le remarquable rapport adressé en 1878 au ministre de l'Agriculture, au nom du Comité consultatif des épizooties chargé de préparer un projet de loi sur la police sanitaire des animaux, par H. Bouley, notre illustre maître, on ne trouve, dans ce rapport, pourtant très complet, avant l'arrêt du Conseil du 16 juillet 1784, aucun document relatif à la morve.

Tout au plus H. Bouley signale-t-il en passant une ordonnance du Roi concernant la police du marché aux chevaux de Paris, ordonnance rendue le 3 juillet 1763 et dont l'article 9 contient la prescription de l'abatage des animaux sur lesquels la morve a été constatée.

« Veut Sa Majesté — dit cet arteile — que les chevaux soup-« çonnés d'avoir la morve, soit dans le marché, soit chez les par-« ticuliers de quelque état et condition qu'ils soient, soit dans la « ville, faubourgs et banlieue de Paris, soient visités par des « maréchaux qui seront commis par le sieur Lieutenant général « de Police et que, sur les rapports qui lui seront faits, la maladie « se trouvant constatée, les chevaux malades soient conduits « aux voiries pour y être tués en présence de la personne qu'il « aura nommée. »

Dans son *Traité des maladies contagieuses et de la police sanitaire des animaux domestiques*, M. Galtier, le savant professeur de l'école de Lyon, estime également que l'ordonnance royale du 7 juillet 1763 est le premier document qui parle de l'abatage des chevaux morveux.

Ces deux auteurs commettent involontairement une erreur car, plus de 25 ans auparavant, la généralité de Caen était dotée d'une ordonnance de l'Intendant qui, à elle seule, constitue pour la morve une véritable législation sanitaire.

En lisant la lettre adressée le 11 juin 1731 à M. de Vastan, Intendant de la généralité de Caen, par M. Dangervilliers, ministre de la Guerre, on est véritablement frappé de la sûreté des notions scientifiques dont elle est le reflet et de la sagesse des instructions qui en découlent.

Pour le ministre de la Guerre, la nature contagieuse de la morve ne fait aucun doute, et, si les chevaux de l'armée ont été si souvent attaqués de cette terrible maladie, c'est à cause de la négligence que l'on a eue à faire nettoyer les écuries des gîtes d'étape.

En conséquence,il charge les commissaires des guerres qui résident dans ces lieux d'étape ou, à leur défaut, les *maires* ou *syndics*, de faire laver et désinfecter ces écuries suspectes,de surveiller le lavage des auges et des râteliers,du sol etdes parois avec un lait de chaux vive, de facon que les chevaux qui, à l'avenir, seront placés dans ces écuries, soient à l'abri de tout danger.

Mais M. Dangervilliers va beaucoup plus loin. Il ne se contente pas de recommander des mesures préventives, des soins de propreté, une désinfection préalable ; il examine le cas où la morve serait reconnue sur des chevaux suspects, serait avérée par les maréchaux les plus experts de la généralité de Caen,et,en cette occurrence,il prescrit que le seul expédient à prendre pour sauver tout ce qu'il y aurait de chevaux dans le pays est l'*abatage* des chevaux malades.

« C'est là l'occasion seule — ajoute le ministre d'une façon « humoristique — où l'on peut dire qu'il vaut mieux faire périr « un innocent que de sauver un coupable. »

« Il est donc important, Monsieur, — continue M. Dangervil- « liers — que vous fassiez faire, par les commissaires des « harras et les maréchaux les plus experts qui se trouveront dans « votre département, l'examen de tous les chevaux qui pour- « roient estre soupçonnés de ce mal ; tant dans les villes que dans « les autres lieux du plat pays, afin qu'aprez avoir dûement cons- « taté la maladie, on les fasse sur-le-champ tuer sans rémission « et sans autre formalité. »

C'est donc en 1730 que cette arme défensive par excellence — l'*abatage des chevaux morveux* — est mise à la disposition des pouvoirs publics et, pour être juste, nous devons reconnaître que la lettre du ministre de la guerre de Louis XV pourrait être signée de M. Viger, de M. Dupuy ou de M. Mougeot.

Les précautions recommandées ave tant d'à-propos par M. Dangervilliers ne sont pas toutefois suffisantes pour enrayer le mal, car, quelques années plus tard, la morve prend une extension considérable dans la généralité de Caen, et spécialement dans le Cotentin.

La cause en est toujours la contagion, soit que les gens qui ont des chevaux morveux continuent à s'en servir, ce qui infecte les écuries particulières et celles des auberges, soit que les chevaux atteints de cette maladie, cachés avec soin pour être traités et blanchis, puissent ensuite être exposés en vente dans les foires ou les marchés.

La lettre que, le 23 décembre 1733, M. de Maurepas, sous-secrétaire d'Etat chargé de l'administration des Haras, écrit de Versailles à l'Intendant de la généralité de Caen, M. de Vastan, est à cet égard absolument catégorique..

M. de Maurepas est nettement *contagionniste*. Pour lui, c'est cette communication qui multiplie le mal, et il estime que la culture, le commerce et l'armée étant également intéressés à ce qu'on établisse une police et une règle sur cette matière, il est indispensable que l'Intendant rende le plus vite possible une ordonnance et tienne sévèrement la main à son exécution.

La lettre de M. de Maurepas est un modèle de clarté et de précision. Tout y est prévu : *la déclaration*, exigée de toutes personnes, de quelque état ou condition qu'elles soient, sans en excepter les ecclésiastiques et les gentilshommes, *déclaration* faite, suivant les cas, soit aux subdélégués de l'Intendant, soit aux syndics des paroisses ; la *séquestration*, comportant la défense de se servir des animaux suspects ou morveux pour n'importe quelle sorte de travaux et celle de les exposer en vente ; la *visite*, pratiquée par deux maréchaux capables (1) ; l'*abatage immédiat*, en cas d'existence de la maladie ; enfin, la *désinfection* des écuries, qui doivent être parfumées et reblanchies à la chaux

(1) Il n'existait pas encore de vétérinaires.

et la *destruction par le feu* des harnais, selles et brides ou autres équipages ayant servi aux chevaux morveux.

A côté de ces prescriptions — on ne saurait trop le répéter — absolument remarquables pour l'époque, il en est d'autres qui aujourd'hui, étant données nos mœurs,peuvent paraître quelque peu excessives. Ce sont les pénalités, l'absence de circonstances atténuantes et l'attribution de l'amende comme prime au dénonciateur.

Si M. de Maurepas, dans sa lettre du 23 décembre 1736, ne fixe pas le chiffre de l'amende dont le *quantum* était laissé à l'appréciation de l'Intendant, il n'en marque pas moins son désir d'avoir en différents points de la généralité,des personnes de confiance chargées d'informer l'autorité des contraventions qui viendraient à leur connaissance, et il décide que l'amende, payable sans remise ni déport par les contrevenants, sera applicable aux dénonciateurs.

Les fonctionnaires des Haras, dont la direction était confiée à M. de Maurepas, devaient paraître au sous-secrétaire d'Etat, et à juste titre, mieux qualifiés que qui que ce fût pour devenir les collaborateurs de l'Intendant.

C'est pourquoi, *inspecteurs* et *sous-inspecteurs des Haras, visiteurs garde-haras* et *gardes-étalons* sont chargés de veiller dans leurs tournées à ce que l'ordonnance à rendre sur la morve soit exécutée, et de signaler à l'autorité les infractions commises par les propriétaires de chevaux malades ou suspects.

L'Intendant de la généralité de Caen, M. de Vastan, s'empresse de déférer aux ordres du Roi et, le 5 janvier 1737, il rend une ordonnance qui peut, je crois, être considérée comme la première concernant la morve.

L'infraction relative à la déclaration exigée par l'article 1er était punie d'une amende de *mille livres* sans aucune remise ni diminution. La mise en vente d'animaux morveux exposait les délinquants à une amende de *deux mille livres*. Ceux qui montaient ou attelaient des chevaux morveux, fussent-ils de simples domestiques, étaient passibles d'une amende de *deux mille livres* et, en outre, *d'emprisonnement*. Les maitres ou propriétaires restaient toutefois civilement responsables de l'amende.

L'infraction à l'article 5, prescrivant la désinfection des locaux et équipages contaminés, n'était punie que de *cinq cents livres* d'amende.

Si l'on établit un parallèle entre les pénalités prescrites par l'ancienne législation sanitaire et la législation actuelle, on est frappé de ce fait que, sous l'ancien régime, les amendes étaient considérables, tandis que l'emprisonnement était rarement appliqué. On est frappé de cet autre fait que la loi interdisait aux juges l'indulgence et l'admission des circonstances atténuantes et que les amendes étaient toujours payables sans remises ni diminution.

D'aucuns, je l'ai déjà dit, peuvent trouver ces pénalités excessives ; d'autres, au contraire, et je suis du nombre, estiment que les magistrats se montrent trop souvent d'une bienveillance inexplicable, appliquant pour ainsi dire à toutes les espèces l'article 463 du Code pénal, parfois même la loi Béranger ; que la prison, peine très sévère, n'est jamais encourue par les délinquants, et qu'une répression se traduisant par 25 francs d'amende, manque absolument d'efficacité, alors que, quatre-vingt-dix-neuf fois sur cent, les délinquants agissent avec connaissance de cause, avec la ferme intention d'enfreindre les dispositions de la loi.

L'ordonnance de M. de Vastan, du 5 janvier 1737, ne tarde pas à recevoir son application.

C'est d'abord un sieur Thomas Jardin, loueur de chevaux à Caen, qui, après visite de ses écuries faite par le sieur de la Mare, sous-inspecteur des haras de la généralité de Caen, assisté de deux maréchaux experts jurés, reconnu coupable d'avoir omis sa déclaration de deux chevaux morveux, est condamné à mille livres d'amende par une ordonnance du 22 juin 1738.

C'est ensuite le nommé Michel Déterville, de la paroisse de Saint-Ouen de Caen, qui, convaincu d'avoir vendu, à la foire « Saincte-Trinité » de ladite ville, un cheval morveux à la veuve Chauvel, de la paroisse de Laize, est condamné, le 26 juin 1738, à deux mille livres d'amende et aux frais des vacations du sous-inspecteur des Haras et des maréchaux experts, ainsi qu'à ceux résultant de la publication de l'ordonnance de l'Intendant par voie d'affiches dans les villes, bourgs, marchés et lieux publics de la généralité.

Malgré les sévérités de l'ordonnance de M. de Vastan, la morve, que l'on confond souvent avec la gourme, avec laquelle elle présente de nombreuses analogies, fait des progrès considérables dans la généralité de Caen.

On la constate, non seulement chez les paysans, mais encore sur les chevaux de troupe qui la contractent dans les écuries d'auberges des lieux d'étape, écuries infectées elles-mêmes par les chevaux de meunier ou de cultivateurs fréquentant les marchés.

Cet état de choses inquiète vivement le ministre de la guerre, M. Dangervilliers, qui, avec beaucoup d'à-propos, estime qu'un remède permettant, dès le début, de différencier la morve de la gourme ou de toute autre maladie similaire non contagieuse, rendrait les plus grands services.

Un précurseur de notre illustre et regretté maître Nocard, précurseur dont il convient de faire passer le nom à la postérité : « *le sieur de Lépine, pensionné par le régiment de Montrevel* (*cavalerie*), « a, justement, quelques années auparavant, en 1730, découvert un remède pour connoître les chevaux morveux », remède, écrit le ministre de la Guerre, qui a eu tout le succès qu'on en pouvait attendre et que, en conséquence, il préconise dans les cas douteux.

« Voilà l'épreuve. Prenez quatre cuillerées de fort vinaigre, « autant de bonne eau-de-vie; dissolvez le tout en une dragme « de thérioque, la meilleure et la plus vieille que vous pourrez « trouver, et y ajoûtez un scrupule d'ellébore blanc en poudre, « le poids est de vingt-quatre grains, deux grains de poivre long « en poudre; meslez le tout ensemble et le donnez au cheval « par les nazeaux, moitié par un côté et moité par l'autre; faites-le « promener et laissez-lui flairer la terre; il jettera : si c'est un re- « froidissement du cerveau, ou rhume, ou refroidissement du sang, « il ne jettera que des eaux claires et blanches comme le blanc « d'œuf : le cheval en guérira en lui donnant des poudres cordia- « les bien composées par un habile apothicaire. Il faut toujours « mettre les chevaux qui jettent à part, leur faire faire aussi qua- « rantaine et se méfier de ce maudit mal.

« Si, au contraire, ils jettent du sang, c'est une preuve infail- « lible qu'ils sont morveux, et il faut les tuer sur-le-champ. »

En envoyant à l'Intendant une quantité suffisante d'exemplaires pour qu'il en pût faire distribuer par les commissaires des guerres et ses subdélégués, M. Dangervilliers, tout en recommandant l'épreuve du sieur de Lépine, insistait sur la nécessité de désinfecter le sol des écuries et le pourtour des murs jusqu'à la hauteur où les chevaux peuvent porter leur langue, de brûler les harnais et équipages, et même les mangeoires et râteliers, qui, disait-il, pourraient, comme on l'a observé, communiquer cette pernicieuse maladie.

Précautions, je ne dirai pas inutiles, mais combien insuffisantes !

La morve gagne de proche en proche, s'étend comme une tache d'huile dans les élections de Bayeux, de Carentan, de Valognes et de Coutances.

Si l'on en croit le préambule de l'ordonnance rendue le 14 septembre 1740, par le nouvel Intendant, M. de La Briffe, le mal ne devient commun que parce que, des dispositions de l'ordonnance rendue sur la matière par son prédécesseur, M. de Vastan, *la principale, qui a été la moins suivie*, est de condamner en des amendes les propriétaires de chevaux malades ou suspects qui n'en auront pas fait la déclaration aux subdélégués dans chaque élection.

L'ordonnance du 14 septembre 1740 contient quelques dispositions nouvelles.

Il est fait indication du maréchal chargé de procéder, autant que possible à la visite des animaux soupçonnés d'être attaqués de la morve.

Un sieur Laferrière, reconnu très expert dans ce genre de maladie, a l'honneur d'être choisi par l'Intendant comme maréchal juré.

A son défaut, le sieur Laferrière doit être remplacé par deux maréchaux capables.

L'ordonnance, en plus des mesures de désinfection déjà ordonnées, prescrit de dépaver ou de gratter le sol, de le laver et de le reblanchir à la chaux, ainsi que le pourtour des murailles, jusqu'à la hauteur où les chevaux peuvent porter la langue, de brûler les auges, mangeoires et râteliers et de les remplacer par des neufs. Ce n'est que quand ces précautions auront été prises que l'interdit frappant les écuries infectées sera levé.

L'ordonnance du 14 septempre 1740, pas plus que celle du 5 janvier 1737, ne donna de notables résultats.

Quoique les pénalités qu'elle édicte soient bien considérables, l'administration se heurte le plus souvent, comme aujourd'hui d'ailleurs, à l'inertie ou à la mauvaise foi des propriétaires. Ne recevant, en cas d'abatage, aucune indemnité, ceux-ci se dispensent de faire la déclaration ou la font le plus tard possible; heureux encore quand, mal conseillés par des charlatans sans vergogne, inspirés seulement par l'esprit de lucre, ils n'arrêtent pas le cours de la maladie de façon à pouvoir, sans grands risques, exposer leurs animaux en vente dans les foires et les marchés.

La plupart du temps, c'est par une dénonciation que l'autorité est informée de l'existence de la maladie dans l'une ou l'autre des communes de la généralité, et, il faut le dire à la louange de l'administration, la sanction suit de près la constatation des infractions.

Vers la fin de mois de septembre 1755, M. de Fontette est informé que des propriétaires du bourg de Saint-Sylvain, quoique ayant des chevaux morveux, n'ont point fait leur déclaration. Le 25 du même mois, il commet le sieur Foucher, garde visiteur des Haras, pour, avec deux maréchaux experts, visiter tous les chevaux soupçonnés de morve et appliquer scrupuleusement les ordonnances rendues sur la matière.

Le sieur Foucher se transporte à Saint-Sylvain, visite l'écurie d'un nommé Dange, et croit reconnaître la morve sur quatre de ses chevaux.

Ne trouvant pas à Saint-Sylvain de maréchaux assez entendus pour décider si ces chevaux sont effectivement morveux, le sieur Foucher revient à Caen, et, le 16 octobre, accompagné des sieurs Bayeux et Gambier, maréchaux experts, et d'un excoriateur, se transporte à nouveau chez le sieur Dange.

La morve est confirmée, l'abatage des chevaux morveux effectué, et procès-verbal de l'opération immédiatement déposé au greffe de l'intendance.

Le surlendemain, 18 octobre, une ordonnance de l'Intendant condamnait le sieur Dange en *trois mille* livres d'amende et aux frais des visites des experts, liquidés à la somme de cinquante-huit livres, pour avoir : 1° omis de faire sa déclaration ; 2° fait travailler des chevaux morveux.

Le 27 août 1759, pour les mêmes motifs que le sieur Dange, le sieur Etienne Riboult, de la paroisse de Putot-en-Bessin, élection de Bayeux, est également condamné à trois mille livres d'amende et aux frais de visite, liquidés à 58 livres, par une ordonnance de l'Intendant.

Le 20 septembre 1760, constatant l'extension progressive de la maladie, les mortalités qu'elle occasionne, M. de Fontette rend une nouvelle ordonnance sur la morve. Les prescriptions restent bien les mêmes ; toutefois, les pénalités augmentent, et les amendes, de 2.000 livres, sont portées à 3.000.

Le sieur Lamoureux, fermier au hameau de la Londe, paroisse de Biéville, va se la voir appliquer.

En 1766, au cours de ses tournées de carême dans les paroisses de la généralité, le garde visiteur des haras, André Foucher, a mis en surveillance et fait séquestrer comme suspect de morve un cheval dudit Lamoureux. Au mois d'août, se rendant à la foire de Guibray, passe un marchand de Paris qui lui en propose un bon prix. L'offre est trop tentante ; André Foucher n'a pas donné signe de vie depuis de longs mois ; reviendra-t-il jamais ? Lamoureux cède ! Funeste résolution qu'il ne tardera pas à regretter. Elle vaut, en effet, à Lamoureux une amende de trois mille livres que, très généreusement, lui octroie l'Intendant par une ordonnance du 11 septembre suivant.

Un an plus tard, le sieur Lagouelle, de la paroisse d'Epron, sans doute parce qu'il l'a également vendue, est dans l'impossibilité de représenter au garde visiteur des Haras, André Foucher, et aux maréchaux experts qui l'accompagnent une jument suspecte de morve.

Une ordonnance du 10 août 1767 le condamne en trois mille livres d'amende et aux frais de visite des experts, comme son voisin Lamoureux.

Ce n'est pas seulement sur les chevaux des paysans, des maîtres de poste ou des meuniers que l'on constate la morve mais sur les chevaux de l'armée qui, on l'a vu par la lettre du ministre de la guerre, la contractent dans les écuries d'auberges des lieux d'étape.

Elle se déclare en 1781 sur les chevaux de la garnison de Séez et, comme à l'ordinaire, on s'empresse d'en rechercher les causes et d'y remédier au plus vite.

L'Intendant d'Alençon, M. Jullien, sitôt prévenu, se hâte d'envoyer un inspecteur des haras et un élève vétérinaire à Séez, pour visiter les chevaux du régiment de Conti et faire tuer ceux qui auraient été reconnus morveux.

Cette mesure, prise sans que le duc d'Harcourt, commandant de la province, eût été consulté, amène un conflit entre l'autorité civile et l'autorité militaire.

La suprématie du pouvoir civil, que tous les gouvernements revendiquent aujourd'hui, n'existait pas sous l'ancien régime, et les officiers, choisis exclusivement parmi les gentilshommes, jouissaient de nombreuses prérogatives.

M. Jullien devait s'en apercevoir.

Trouvant le procédé peu conforme aux règles de la hiérarchie, le colonel du régiment de Conti, le marquis de Conflans, écrivit à ce sujet au marquis de Ségur.

Sa lettre plus que vive, impertinente même, relativement à l'Intendant d'Alençon, montre quel dédain professaient les gens d'épée pour les gens de finance ou de robe.

« M. Jullien, apparemment, dit-il, a regardé le régiment de « Conti comme une communauté et moi comme un syndic sou- « mis aux décrets de l'intendance ; mais, peu disposé à recon- « noître l'autorité de cette espèce de supérieur absolument nou- « veau pour moi, je n'ai pas balancé à ordonner provisoirement « les arrêts à l'officier commandant les deux escadrons pour avoir. « avant de prendre les ordres de son chef, permis l'examen... »

M. de Ségur donna raison à l'autorité militaire et blâma M. Jullien de n'avoir pas demandé des ordres au duc d'Harcourt

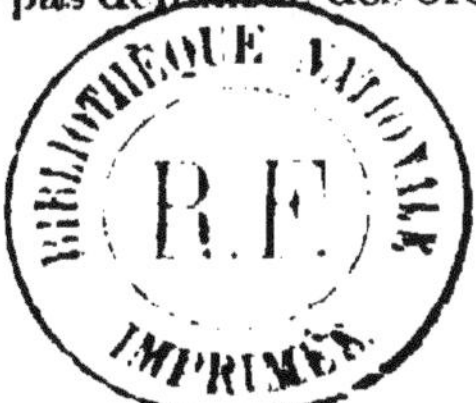

Ce n'est pas seulement entre l'autorité civile et l'autorité militaire que la morve occasionne des conflits, c'est aussi entre l'autorité administrative et l'autorité judiciaire.

Tandis que l'Intendant de Caen soutient que c'est lui qui doit connaître des contestations auxquelles peut donner lieu l'abatage des chevaux atteints de morve, et non les juges ordinaires ; tandis qu'avec beaucoup de raison il fait valoir qu'il s'agit là de l'administration de la grande police, qui ne peut être confiée à des magistrats de l'ordre judiciaire, devant lesquels l'observation des formes rend la marche des affaires extrêmement lente, les juges élèvent des prétentions contraires et soutiennent que les parties doivent procéder devant eux.

En 1775, un conflit des plus graves s'élève entre l'Intendant de Caen et le juge seigneurial de la haute justice d'Osmanville (près Isigny), d'ailleurs soutenu par le parlement de Rouen.

Deux juments appartenant à un sieur Blaise, cabaretier et passager du Petit-Vey, près Isigny, ayant été abattues comme morveuses par le garde-haras Armand Verrier, assisté du maréchal expert Jacques Verson, de Bayeux, Blaise appela deux élèves de l'Ecole vétérinaire, les nommés Lefebvre, résidant à Carentan et à Saint-Lô, qui, après examen des cadavres, déclarèrent que si l'une des juments était morveuse, l'autre ne présentait aucun signe de maladie.

Muni du certificat des sieurs Lefebvre, Blaise adressa une requête en plainte au juge seigneurial de la haute justice d'Osmanville, et, au mépris du principe de la séparation des pouvoirs, intenta devant ce juge une action en responsabilité contre LeVerrier et Verson.

Ce juge ayant, par sa sentence du 23 mars, civilisé l'affaire, et cette sentence ayant été signifiée au garde-haras Le Verrier, ce dernier rendit immédiatement compte des faits à M. de Fontette lui demandant de retenir la connaissance de la cause et de défendre aux parties de procéder ailleurs que devant lui.

L'ordonnance rendue le 28 juillet par le sieur Malafait, subdélégué général de l'Intendant, donnant raison en droit à Le Verrier et Verson, Blaise, à qui elle fut signifiée le 31 du même mois, n'osa contrevenir directement aux ordres de l'Intendant par crainte d'une amende.

Toutefois, le procureur fiscal, avec qui il s'était concerté, adressa d'office son réquisitoire, tendant à ce que, nonobstant l'ordonnance de l'Intendant, il fût ordonné que les parties seraient tenues de procéder en la haute justice d'Osmanville, et, le même jour, le juge rendit une sentence conforme à ses conclusions. C'était tourner la difficulté, mais rendre le conflit à l'état aigu, d'autant mieux que le procureur général du Parlement de Rouen, à qui Blaise avait remis ou fait remettre les pièces de la procédure, crut que l'ordonnance de l'Intendant formait une entreprise sur la compétence du juge ordinaire.

Sur son réquisitoire intervint, le 13 janvier 1776, un arrêt du Parlement de Rouen qui, sans s'arrêter aux ordonnances de l'Intendant ou de son subdélégué général, faisait défenses à Le Verrier, Verson et Blaise de procéder ailleurs que devant le bailli haut justicier d'Osmanville.

En rendant compte de ces difficultés à M. Bertin, ministre d'Etat, M. de Fontette ajoutait :

« Tel est, Monsieur, l'état où se trouve aujourd'hui cette af-
« faire. Vous jugerés peut-être qu'il seroit dangereux de laisser
« subsister un arrêt dont l'exécution seroit suivie des consé-
« quences les plus dangereuses.

« *En effet, aucuns experts ne voudroient plus se charger de faire*
« *la visite des chevaux soupçonnés de morve, aucun particulier*
« *n'oseroit faire exécuter les ordres qui lui seroient donnés pour la*
« *destruction de ceux qui en seroient atteints, si ces sortes d'opéra-*

« *tions les exposoient ensuite à des poursuites ruineuses devant les* « *juges ordinaires*. On verroit bientôt le mal faire les plus grands » ravages et il ne seroit plus au pouvoir de l'administration d'em- « ployer les moyens propres à en faire cesser les funestes effets. »

Au fond, l'Intendant de Caen n'approuvait pas entièrement la conduite de Le Verrier et de Verson, qui n'avaient pas agi d'une façon tout à fait régulière ; ne contestait pas qu'une des juments fût saine et proposait même d'en rembourser la valeur au sieur Blaise, mais, avec raison, ne pouvait admettre que, dans le but d'effrayer les experts, on portât atteinte au principe de la séparation des pouvoirs.

Le Conseil d'Etat du Roy lui donna raison et, par son arrêt du 23 juin 1776, fit « deffenses aux parties de procéder ailleurs que « devant le sieur Intendant de Caen, sauf l'appel au Conseil, et « à tous autres juges d'en connoître, sous peine de nullité, cassa- « tion de procédures et autres plus grandes peines si le cas y « échoit ».

Si la compétence des contestations auxquelles la morve pouvait donner lieu, était attribuée aux commissaires départis dans les provinces, c'est-à-dire aux intendants, cette compétence n'était toutefois relative qu'à l'abatage des chevaux et autres mesures de désinfection propres à empêcher la contagion.

C'est ce que l'Intendant de Caen, M. Esmangart, dans une lettre qu'il lui adressait le 20 juin 1783, expliquait très nettement à son subdélégué, M. Le Paulmier.

Il s'agissait d'un cheval morveux mis en dépôt dans l'écurie d'un sieur Nicolas Billard, aubergiste à Villers-Bocage, que le juge haut justicier du lieu avait fait visiter par deux maréchaux, puis abattre.

Quoique le sieur Billard eût fait brûler les équipages, mangeoires et râteliers, quoiqu'il eût désinfecté à fond l'écurie, le juge haut justicier de Villers refusait de lui en accorder l'usage.

« Si donc, — écrivait M. Esmangart à M. Le Paulmier — le juge « haut justicier de Villers a fait tuer d'office le cheval que les ma- « réchaux ont reconnu être morveux, sa sentence a été incompé- « temment rendue. Il en seroit autrement s'il n'avoit pris con- « noissance de cette affaire qu'après en avoir été saisi par les par- « ties, et que l'ordre qu'il a donné pour faire tuer le cheval fût « une suite de l'instruction et des errements pris par les parties. »

Et avec beaucoup de raison, l'Intendant concluait que, si l'écurie avait été désinfectée, si les auges, mangeoires et râteliers avaient été brûlés, si le sol avait été dépavé, si, enfin, les murailles avaient été regrattées et reblanchies jusqu'à la hauteur où les chevaux peuvent porter la langue, les juges de Villers ne devaient point empêcher le sieur Billard de faire usage de son écurie.

Un conflit de même nature éclate quelques années plus tard.

Le 26 juin 1789, une jument appartenant à un nommé Gabriel Bellehache, meunier des moulins de Saint-Lambert, paroisse de Neuilly, élection de Bayeux, reconnue suspecte de morve par François Lefèvre, artiste vétérinaire à Carentan, était mise en fourrière, puis, sur l'ordre des 1er et 2e échevins de ladite ville, soumise à l'examen des sieurs Lefèvre et Bassinet, tous les deux artistes vétérinaires, et Léon Caruel, maréchal expert.

Quoique les deux artistes vétérinaires fussent d'accord pour reconnaître la jument suspecte de morve et ordonner qu'elle devait être séquestrée et traitée, quoique Lefèvre n'eût agi qu'en qualité de délégué de l'Intendant, Bellehache lui intenta une action devant le juge de Carentan, soutenant qu'il n'avait été guidé que par la méchanceté, la haine et la mauvaise foi.

Le juge de Carentan, conformément au déclinatoire proposé par Lefèvre, et se basant d'ailleurs sur l'arrêt du Conseil d'Etat du 23 juin 1776, se déclara incompétent, et Bellehache interjeta appel devant la Cour du Parlement de Rouen, qui, par arrêt du

11 juillet 1789, et faisant droit aux conclusions de l'appelant, ordonna que la jument serait visitée par des experts dont les parties conviendraient ou qui seraient nommés d'office au bailliage de Carentan par un autre juge que celui dont était appel.

L'arrêt de la Cour ayant été signifié à Lefèvre, celui-ci le dénonça aux maire et échevins de Carentan, à l'effet de les mettre en état de prendre fait et cause pour lui.

Le 1er août 1789, les officiers municipaux de Carentan s'empressèrent d'écrire à l'Intendant, lui exposant les faits, et le priant de faire évoquer l'affaire par le Conseil.

De son côté, à la date du 2 août, Lefèvre s'adressa à M. Launay, Intendant de Caen, lui déclarant « *qu'il ne devait ni ne pouvait être garant de la jument.* « J'esper, Monseigneur — ajoutait-il « — que vous voudrez bien réclamer cette cause, qui, dans tous « les tems, a été du ressort de votre Tribunal, et j'oze espérer « de votre bonté et de votre justice que vous voudrez bien m'en « décharger. *Il seroi bien fâcheux, Monseigneur, si, pour remplir « les fonctions de mon état, auquel vous m'assujetissez vous-même, « je devinsse garant des contestations judiciaire qui s'ellève presque « toujours en pareille cas.* »

Quoique en possession de l'arrêt du Parlement de Rouen, Bellehache jugea prudent de ne pas continuer son action.

D'ailleurs, la jument, visitée par le sieur Périer, artiste vétérinaire à Valognes, fut reconnue morveuse, et, par une ordonnance du 29 mai 1790, l'Intendant ordonna qu'elle serait abattue, et que son autopsie serait faite par Jean-Jacques Vincent, artiste vétérinaire de la ville de Caen, et Jacques Verson, maréchal en celle de Bayeux.

. . . .

Si, en vertu du principe fondamental en notre droit, de la séparation des pouvoirs, l'autorité judiciaire est incompétente pour connaître d'une action en dommages et intérêts intentée à un fonctionnaire en raison d'actes accomplis dans l'exercice de ses fonctions administratives, il en est différemment toutefois quand ces actes sont entachés d'un excès de pouvoir, illégaux ou abusifs, ou si, à ces actes, se mêlent des faits personnels ayant le caractère de faute et pouvant donner lieu à réparation civile.

Et la raison, c'est que ces actes *cessant d'être des actes de la fonction*, celui qui les a commis peut être poursuivi devant la juridiction de droit commun.

C'est en invoquant des actes abusifs et de mauvaise foi de la part de Lefèvre que Bellehache prétendait pouvoir lui intenter une action devant le juge de Carentan ; c'est en soutenant que l'artiste vétérinaire La Maille et les maréchaux qui l'accompagnaient avaient commis une faute lourde que le sieur Leroux, aubergiste à Bricquebec, essayait de les mettre en cause et de les amener devant l'Intendant. Voici dans quelles circonstances :

Une jument exposée en vente à la foire Sainte-Anne fut, au cours de la mission dont était chargé le sieur de La Maille dans le Cotentin, en 1784, reconnue suspecte de morve. Déposée en fourrière dans les écuries de Michel Le Roux, aubergiste à Bricquebec, par les soins des sieurs Des Marteaux et Benoît, maréchaux au dit bourg, cette jument était, quelques jours après, déclarée absolument saine.

Au lieu de prendre les mesures nécessaires pour être payé de ses frais de fourrière et, au besoin, provoquer la vente de la jument qui n'avait aucune valeur, Leroux, cédant à de mauvais conseils, la conserva pendant plus d'un mois, puis, devant le refus des maréchaux de lui verser l'indemnité qu'il demandait, les assigna devant le bailli de la haute justice de Bricquebec.

Le juge de Bricquebec, tout en autorisant Leroux à faire procéder d'urgence à la vente de la jument sur une simple proclamation, renvoya, pour le surplus, les parties à se pourvoir devant l'Intendant de la généralité.

Le subdélébué à Valognes, M. de Beaulieu, en transmettant à l'Intendant la requête de Michel Leroux, l'accompagnait d'un avis défavorable.

« *D'après le détail que j'ai l'honneur de vous faire* — écrivait-il « à M. Feydeau — *j'ai peine à croire que vous adoptiez cette chicanne* « *qui seroit dangereuse à la sûreté publique en ce qu'elle gêneroit* « *trop les porteurs de vos ordres, ou de vos subdélégués en pareille* « *circonstance et que la crainte d'être personnellement inquiétés* « *leur feroit passer trop légèrement sur les premiers simptômes* « *d'une épizootie.* »

Au contraire, le subdélégué général, estimant que l'artiste vétérinaire était en faute puisque, après avoir reconnu la jument saine, il n'en avait pas provoqué immédiatement la vente, pensait que la requête de l'aubergiste devait être accueillie.

» *Je conçois* — disait-il — *que les officiers dont les fonctions sont* « *consacrées à l'avantage public méritent appui et protection, mais* « *leurs premiers devoirs sont de connoître les règles et les formes* « *auxquelles ils sont assujettis, et quand ils s'en sont écartés, on ne* « *peut répondre des événements. Celui-ci est fâcheux pour l'artiste* « *vétérinaire, mais il ne peut accuser que sa négligence et je ne vois* « *aucun moyen de le soustraire au payement demandé.* »

L'Intendant, M. Feydeau, avec l'excellent esprit qui le caractérisait, n'hésita pas à donner à cette affaire la seule solution qui était compatible avec la justice et l'équité : il fit rembourser l'aubergiste de l'indemnité qui lui était légitimement due ; il ne permit pas que l'artiste vétérinaire et les maréchaux qui l'avaient assisté fussent le moins du monde rendus responsables.

« Il est possible — écrivait-il à M. de Beaulieu — que Leroux « ait été conduit par esprit de chicane à garder aussi longtemps « chez lui cette jument sans réclamer ; mais, comme il n'avait « d'autre commission que de garder et nourrir cette jument, il n'y « a point régulièrement de reproches à lui faire. *D'un autre côté,*

« *il y auroit un grand inconvénient à souffrir que l'artiste vétéri-*
« *naire ou les maréchaux qui l'ont assisté fussent aucunement*
« *inquiétés pour raison des frais qui ont eu lieu. Un pareil exemple*
« *rebuteroit leur zèle et les empêcheroit, dans une autre occasion, de*
« *faire séquestrer les animaux qui leur paroîtroient suspects.*

« Je ne vois donc d'autre parti à prendre que de faire payer
« le nommé Leroux, sur les fonds libres de la capitation, de ses
« frais de garde et de nourriture. »

De 1770 à 1774, la morve fait de grands ravages dans l'élection de Coutances et, comme toujours, on la constate chez des propriétaires qui, par leur profession, sont obligés de mettre leurs chevaux dans les écuries d'auberges.

C'est d'abord en juin 1774, sur la jument d'un nommé Gilles Quesnel, cavalier de la maréchaussée à Coutances ; en septembre de la même année, dans plusieurs communes circonvoisines ; en octobre, dans la paroisse de Bricqueville-la-Blouette, chez un sieur Henquin ; en juillet 1776 sur la jument de service du sieur Gaugain, cavalier de la maréchaussée à la résidence de Coutances ; en mai 1781, sur des chevaux de rouliers abandonnés dans cette ville ; en août 1781, dans la paroisse de Caillebot-la-Salle, sur un cheval vendu à la foire Saint-Laurent, au nommé Lefoulon, par un homme de paille à la solde d'un sieur Jourdan ; en 1783, sur un cheval vendu par le sieur Duboscq, huissier des tailles.

Chaque fois que la maladie est soupçonnée, visite est faite par les maréchaux les plus experts désignés par le subdélégué de l'Intendant, M. de Mombrière, et, si elle est confirmée, l'abatage est aussitôt effectué, ainsi que la désinfection des locaux.

Souvent, la nécessité de posséder des vétérinaires ayant fait des études sérieuses, capables d'enrayer le mal, se fait nettement sentir.

Le subdélégué de l'Intendant ne cache pas son sentiment à cet égard, et, dans une lettre du 16 octobre 1774, datée de Coutances, constatant « *que les maréchaux de cette ville, quoyque les plus in* « *telligents ont peu de connoissances et ne sont pas capables de* « *juger de la morve* », M. de Mombrière déclare « *qu'il seroit bien* « *avantageux d'avoir dans son élection un élève de l'Ecole vétéri-* « *naire* ». Il s'en ouvre à M. Gournay, inspecteur des Haras du Roy, qui, sur sa demande, lui envoie le sieur Lefèvre, élève de l'Ecole vétérinaire établi depuis peu dans l'élection de Saint-Lô.

En mai 1781, les maréchaux de la ville de Coutances ne sont pas d'accord sur la nature d'une affection qui s'est déclarée sur les chevaux de rouliers. Ils croient toutefois avoir affaire à la morve, et, très embarrassé, ne sachant s'il doit ordonner l'abatage, M. de Mombrière adresse encore un pressant appel à l'Intendant, afin que ce haut fonctionnaire décide « *s'il ne seroit pas à propos* « *d'envoyer un élève de l'école vétérinaire pour décider de la maladie.* »

Délégué par l'Intendant, Thomas Lefèvre, médecin vétérinaire à Saint-Lô, vint à Coutances visiter les chevaux suspects, et, après les avoir examinés, il déclara que, sans aucun danger, on pouvait les remettre à leurs propriétaires.

Deux ans plus tard, M. de Mombrière prie de nouveau l'Intendant « *d'envoyer un expert de l'école vétérinaire pour juger de l'état* « *d'un cheval soupçonné de la morve.* »

Il considère que les maréchaux qu'il est obligé d'employer, « *quoique les plus habiles de Coutances, sont peu intelligents* », et il a peur de se compromettre en ordonnant l'abatage sur le rapport de ceux qu'il a dû nommer.

Son désir n'est pas satisfait, et, regrettant de ne pouvoir répondre favorablement à sa demande, le secrétaire de l'Intendant lui écrit : « *J'ai l'honneur de vous observer que, dans le moment ac-* « *tuel, il n'existe aucun élève de l'école vétérinaire dans la généra-*

« *lité. Il faut donc nécessairement s'en rapporter au témoignage des « maréchaux auxquels vous aviez donné votre confiance.* »

Force est donc pour M. de Mombrière d'avoir recours aux lumières ??? du sieur Jean-Baptiste Benoît, soldat du régiment de Beauce, « *ayant travaillé à l'école vétérinaire de Charenton* », du nommé Gilles Gouget, maréchal expert au régiment d'Antichon-dragons, dont la compétence est quelque peu plus étendue que celle des maréchaux de Coutances.

Ce n'est pas seulement M. de Mombrière qui désire posséder des vétérinaires dans son élection.

A Cherbourg, à Valognes, à Mortain, dans les environs de Caen, le besoin s'en fait sentir, et, malheureusement, le nombre de ceux qui ont conquis leur diplôme est encore si restreint, que le directeur d'Alfort, à qui de pressantes demandes sont adressées, est obligé d'envoyer en mission des élèves ayant parfois seulement accompli une ou deux années d'études. Tous les gens intelligents comprennent que si les maladies sévissant sur les bestiaux prennent souvent un caractère épizootique, c'est qu'elles sont méconnues dans leur essence, que la science ne s'improvise pas, et qu'il est indispensable, pour défendre notre cheptel national, d'avoir des gens instruits ayant fait des études spéciales.

Un des Intendants de Caen, dont il convient de citer le nom, par ce qu'il fut un administrateur émérite et honora les vétérinaires de son estime, — Feydeau de Brou, — montra, en diverses circonstances, le peu de cas qu'il faisait des empiriques.

En voici un exemple :

En mai 1784, un nommé Jean-Baptiste Andrieu, habitant la commune de Bavent, et exerçant l'art vétérinaire, d'ailleurs sans diplême, adresse une supplique à M. Feydeau en vue d'obtenir « un bien estre annuel, aux fins de pouvoir donner entière-« ment tous ses jours au public ».

Sa requête est appuyée par toutes les notabilités de Bavent et des communes circonvoisines, curés, syndics, bouchers et herbagers, qui affirment qu'Andrieu « traite avec toute l'assiduité possible les bestes à cornes et les chevaux, et qu'il réussit dans les entreprises qu'il fait ». Et cependant, requête et certificats semblent à l'Intendant sujets à caution.

Il prie son subdélégué, M. Le Paulmier, de procéder à une enquête et il ajoute :« *Ces sortes de médecins vétérinaires ne méritent* « *en général, pas beaucoup de confiance, non plus que leurs certi-* « *ficats, et, s'il y avait des artistes vétérinaires de l'école assés* « *pour le service public, je défendrais à tous ceux de l'espèce d'An-* « *drieu de traiter les bestiaux.* »

Cent vingt-cinq ans se sont écoulés depuis l'instant où M. de Brou écrivait ces lignes : les vétérinaires sont en nombre suffisant pour, partout aujourd'hui, assurer les services publics et privés, et cependant, ils attendent encore qu'une loi protectrice — non pas tant de leurs intérêts que de la fortune nationale — interdise aux empiriques le traitement des animaux malades.

Feydeau de Brou, d'ailleurs, n'avait pas attendu d'être en Normandie pour affirmer hautement l'opinion favorable qu'il avait des vétérinaires sortis des écoles. Et alors qu'il était Intendant de Bourgogne, le 28 avril 1782, il avait rendu une ordonnance absolument remarquable concernant le traitement des animaux (1) :

« Si — dit-il dans son préambule — les maladies qui attei- « gnent les bestiaux deviennent meurtrières et même acquièrent « souvent une caractère contagieux, ce n'est que par le peu de soin « que l'on prend de les traiter dès le principe suivant les règles de « l'art vétérinaire ou parce que les habitants de la campagne, au « lieu de recourir aux artistes vétérinaires, s'adressent à des par- « ticuliers qui n'ont aucune connoissance de cet art. »

(1) *Archives départementales du Calvados, Intendance de Caen.* C. 1039.

Et après avoir édicté un certain nombre de mesures propres à remédier à cet état de choses, il interdit aux empiriques d'empiéter sur un domaine qui ne leur appartient pas.

« *Faisons très expresses inhibitions et défenses aux propriétaires « de bestiaux malades* — dit l'article VIII de l'ordonnance de M. de Brou — *de les faire traiter par d'autres personnes que par des « artistes brévetés de l'école royale vétérinaire ou des maréchaux « experts* (1), *à peine de 20 livres d'amende, et à tous particuliers « autres que ceux ci-dessus désignés d'entreprendre lesdits traite- « ments, à peine d'emprisonnement de leurs personnes et de telle « autre peine qu'il appartiendra.* »

En attendant, les maladies contagieuses continuent à se répandre et la morve, en particulier, s'étend comme une tache d'huile dans les localités infectées. Au commencement de l'année 1784, elle sévit avec violence dans le Cotentin, à Cherbourg et dans les environs.

Les travaux considérables effectués en ce point stratégique pour faire de Cherbourg un port de guerre de premier ordre, en augmentant considérablement la population chevaline, composée d'ailleurs d'animaux de peu de valeur, mal soignés et mal nourris, devaient fatalement, on le comprend sans peine, amener une recrudescence de cette terrible maladie.

M de Garantot, maire de Cherbourg, s'en inquiète d'autant plus que la morve lui est signalée en même temps dans les paroisses d'Equeurdreville, de Tourlaville et d'Octeville, ainsi que sur les chevaux employés aux travaux de l'île Pelée, du Hommet et du Becquet.

Une visite générale s'impose pour reconnaître quelle est l'étendue du mal, et en prévenir les progrès.

(1) On appelait maréchaux-experts, les maréchaux les plus capables, *les plus experts*, lesquels étaient munis d'un certificat d'étude ou de capacité.

Accompagné de plusieurs maréchaux, M. de Garantot examine tous les animaux qui lui sont signalés, fait tuer d'urgence ceux reconnus malades et séquestrer les suspects. Il écrit ensuite à l'Intendant de la généralité et à son subdélégué à Valognes. pour les aviser de la situation et leur demander des conseils et des ordres.

Comme il fallait s'y attendre. M. de Feydeau approuve fort les mesures prises par M. de Garantot : il l'engage même à redoubler de zèle et à faire exécuter strictement l'ordonnance rendue le 20 septembre 1760 par M. de Fontette, son prédécesseur.

A cet effet, et pour lui permettre de requérir, en tant que besoin, l'assistance de la maréchaussée, il lui donne les pouvoirs attribués aux subdélégués. Il l'invite enfin à se concerter avec M. de Caux, directeur des fortifications, dont l'attention doit être attirée sur cet important objet, et à faire une enquête sur l'origine de la maladie.

M. de Garantot, dont la conduite dans cette épidémie de morve est digne des plus grands éloges, se multiplie pour combattre la maladie, qui menace d'arrêter les travaux du port de Cherbourg en immobilisant un nombre considérable de chevaux.

La lettre qu'il écrit à l'Intendant, à la date du 31 mai 1784, est des plus curieuses et des plus intéressantes; des plus curieuses parce qu'elle nous fait des maréchaux et des syndics un portrait encore ressemblant de nos jours; des plus intéressantes parce que c'est un véritable chapitre de l'étiologie de la morve.

La morve n'existait pas dans le Cotentin ; elle était totalement inconnue des gens du canton de Cherbourg, et elle a été apportée dans le pays « par des chevaux de réforme que des rouliers étrangers y ont amenés et y ont vendus ».

Les propriétaires ont tout d'abord confondu la morve avec d'autres maladies se caractérisant comme elle par du jetage et des glandes, et ils ont cru que c'était de la *gourme*, de la *fausse gourme*, ou *morfondure*. Plus tard, la contagion ayant fait de rapides progrès, surtout à l'île Pelée, sous l'influence de la fatigue, du froid et de la pénurie des fourrages, la mortalité qui s'en est suivie a été attribuée à la misère.

Quand la morve a été bien reconnue comme une maladie particulière, contagieuse, incurable, elle s'était déjà répandue à quatre ou cinq lieues de Cherbourg : à Herqueville, à Tréauville, à Gréville, communes très éloignées et nombre de chevaux étaient morts.

La vraie cause de l'extension rapide de la morve, on la trouve dans ce passage de la lettre de M. de Garantot : « Mais un mal — dit-il — est que nos maréchaux ne sont peut-être pas bien au fait. « D'ailleurs, ils ne sont pas bien hardis à avertir de ce qui vient à « leur connoissance et à dire leur avis. Les sindics sont de même. « Ils craignent tous, et on ne peut guère les en blâmer, de se faire « des ennemis. »

N'est-ce pas encore ce qui se passe aujourd'hui ?

Et M. de Garantot conclut en demandant l'envoi à Cherbourg « de quelqu'un de l'école vétérinaire, fort instruit, qui, dûment « autorisé, ferait avec les sindics et la maréchaussée des visites « dans les paroisses infectées ou suspectes et mettrait à exécution « les ordonnances sur la morve. »

En même temps qu'il fait réimprimer l'ordonnance de M. de Fontette, afin qu'on puisse en afficher dans toutes les communes voisines de Cherbourg, l'Intendant se préoccupe de répondre au désir exprimé par M. de Garantot : l'envoi sur place d'un praticien capable de reconnaître et d'enrayer le mal. Malheureusement aucun vétérinaire n'est établi dans le département, et il ne reste qu'un moyen à l'Intendant : s'adresser au contrôleur général, M. de Calonne, pour qu'il envoie sur-le-champ en mission un élève de l'école d'Alfort.

Si, comme nous le verrons, M. de Garantot s'inquiète à juste titre de l'état sanitaire des chevaux occupés aux travaux de Cherbourg, le subdélégué à Valognes, M. de Beaulieu, manifeste une douce quiétude.

« Je crois — écrit-il, le 7 juin, à M. de Brou — pouvoir vous « tranquilliser sur les craintes que vous aviés pu avoir sur la « communication de ce fléau qui, d'aprez les informations que « j'ai prises, ne s'est fait apercevoir que dans trois paroisses voi- « sines de Cherbourg.........

« Je me flatte avec confiance que le massacre de quelques che- « vaux qu'a fait faire M. de Garantot, arrêtera les accidents « ultérieurs.......

« Je lui ai conseillé d'y aller avec modération.... parce qu'il « n'est que trop ordinaire de condamner comme morveux les che- « vaux qui ne sont attaqués que de la gourme appelée « *Rachel* » « dans le païs, et cette maladie est très curable. »

M. de Beaulieu reconnait toutefois la nécessité de posséder à Cherbourg un artiste vétérinaire capable de déterminer la nature du mal — « que l'on a cru être la morve, et qui cependant « ne pourroit être que l'effet du travail excessif » — d'éclairer l'inexpérience des maréchaux dont on est habituellement obligé de se servir et d'indiquer les précautions convenables pour éteindre l'épizootie naissante.

Contrôleur général, Intendant de Paris, de qui dépend l'école vétérinaire Directeur d'Alfort, tous, sans exception, apportent la plus grande activité à l'expédition de cette affaire, qui intéresse à un si haut degré une province dont la principale richesse consiste dans l'élevage des chevaux.

Les lettres de l'Intendant au contrôleur général, M. de Calonne, et à M. Bertier, Intendant de Paris, sont datées du 3 juin. — Le 6, l'élève qui va être sur-le-champ envoyé en mission est choisi. C'est un nommé La Maille, dont ses protecteurs disent le plus grand bien.

M. Bertier le recommande à M. de Brou comme l'artiste le plus en état d'apporter les secours les plus prompts et les plus efficaces à la fâcheuse maladie qui règne sur les chevaux de Cherbourg et des environs. Son opinion sur lui est telle, qu'il ne craint pas d'affirmer à l'Intendant de Caen que La Maille est digne de toute sa confiance et qu'il peut la lui accorder.

Chabert, directeur de l'école d'Alfort, n'est pas moins affirmatif. La Maille est un élève très instruit, ayant vu souvent et traité la morve, pouvant distinguer nettement les chevaux dont le sacrifice est indispensable de ceux qui laissent quelque espoir de guérison et dont il attend avec certitude le succès.

La Maille se met immédiatement en route, muni d'une lettre de M. Bertier pour M. Feydeau de Brou, arrive à Caen le 11 juin, sur les 4 heures de l'après-midi, se rend de suite chez l'Intendant, en reçoit une commission spéciale et repart le jour même pour Cherbourg.

A peine est-il arrivé à Cherbourg qu'il se met sans plus tarder au travail. Accompagné de M. de Garantot, à qui il est allé présenter ses devoirs, il se rend dans les paroisses infectées, visite, en présence des maréchaux du lieu, les animaux qui sont soumis à son examen, et fait immédiatement abattre ceux qu'il reconnaît morveux.

Muni de pouvoirs spéciaux que lui donne le subdélégué de Valognes, M. de Beaulieu, La Maille est reçu à bras ouverts dans toutes les communes qui avoisinent Cherbourg.

Non seulement on n'attend pas sa visite, mais encore on la réclame. Il se multiplie, instruit les maréchaux qui l'assistent, et, chose assez rare, a, dès les premiers jours, le don de plaire à tous.

Le travail devient si considérable que La Maille n'y peut suffire. Il demande et obtient un scribe pour l'accompagner dans ses visites et rédiger les procès-verbaux.

Le maire de Cherbourg n'a pas lieu d'ailleurs de regretter la confiance qu'il accorde à La Maille.

Deux mois sont à peine écoulés que, grâce à ses soins et à son activité, la morve a presque complètement disparu,et que, selon l'expression de M. de Garantot, « le païs seroit pour ainsi dire purgé ».

Cent vingt chevaux ont été sacrifiés, un certain nombre ont été traités, et il n'en reste plus que deux ou trois qu'on désespère de guérir.

Avec raison,La Maille conseille à M.de Garantot de fournir aux propriétaires les drogues nécessaires au traitement des chevaux suspects. Il sait, en effet, par expérience, que les paysans reculent devant le prix élevé des médicaments ordonnés, ou que, ce qui est plus simple, ils refusent d'exécuter les remèdes qui leur sont prescrits.

Mais l'élève vétérinaire fait mieux encore: il apprend aux maréchaux à connaître la maladie ; il les instruit et les rend capables de décider maintenant s'il faut tuer ou non un cheval suspect.

C'est dire que M. de Garantot souhaiterait fort de voir La Maille s'établir dans le pays, au moins pour quelque temps, d'autant mieux — écrit-il, le 15 août 1784, à M. de Brou—« *qu'il* « *est bien plus ferme que les maréchaux,qui auront toujours peine à* « *dénoncer et condamner les chevaux,surtout des gens riches et puis-* « *sants.* »

L'Intendant de Caen paraît être du même avis que M, de Garantot. « Je sais — lui répond-il — combien il seroit utile d'avoir « un pareil artiste dans cette généralité,et je ne serois pas éloigné « de faire quelques démarches pour y fixer le sieur La Maille, si « cela pouvoit lui convenir. Mais auparavant, il faudroit savoir « quelle espèce de traitement il désireroit, si il monteroit un éta- « blissement de maréchalerie. Il faudroit qu'il fût fixé à Caen, « d'où je l'enverrois partout où sa présence deviendroit néces-

« saire. Vous pourriés le pressentir à ce sujet et me faire part de « sa réponse. »

Si La Maille remplit la mission dont il a été chargé à la satisfaction de ses supérieurs, il n'est pas toutefois sans éprouver à la fin de nombreuses difficultés.

Non seulement il mécontente quelques propriétaires qui prétendent qu'il « *tue aveuglément et sans connoissance de cause les « chevaux sains comme les malades* » mais, ce qui est plus désagréable, il est en butte à la jalousie de confrères grincheux qui préviennent les esprits contre lui, le discréditent et le représentent comme un ignorant « *n'ayant même pas un an d'école.* »

Dans une lettre qu'il fait écrire par son secrétaire au directeur de l'école d'Alfort « parce qu'il s'est blessé au doigt par un éclat « d'os en ouvrant la tête d'un cheval et qu'il ressent des douleurs « aiguës avec accès de fièvre. » La Maille se plaint amèrement à Chabert des propos et des procédés d'un nommé Lefèvre, de Carentan, se disant élève de l'école vétérinaire.

Chabert ne paraît pas étonné. « Il y a eu effectivement à l'école « — écrit-il à M. Feydeau de Brou — deux frères de ce nom de la province de Normandie. L'aîné était un sujet médiocre, le second « était détestable et fut chassé un an après son entrée (1). Qui que « ce soit des deux qui trouble les fonctions du sieur La Maille, « il est certain qu'il est punissable. »

Malgré tout le désir qu'il a de conserver encore quelque temps le sieur La Maille à Cherbourg, M. de Garantot ne croit pas toutefois devoir le retenir plus longtemps, « le maréchal de la localité, « qui ne fait d'autre métier que d'être médecin de chevaux, « étant maintenant suffisamment instruit. »

Mais il ne veut pas le laisser partir sans lui accorder les éloges qu'il mérite.

(1) C'est Lefèvre, de Carentan, qui fut chassé après un an d'école. Son frère était établi à Saint-Lô.

« Il me reste à vous rendre du sieur La Maille—écrit-il à M. « l'Intendant — un témoignage avantageux. Il a donné icy des « preuves d'habileté et de science et s'y est conduit fort bien et « même avec une espèce de distinction. »

M. de Beaulieu n'est pas moins affirmatif. Pour lui « le zèle et « la distinction avec lesquels s'est conduit le sieur La Maille, mé- « ritent les plus grands éloges », et il se fait un devoir précieux de lui rendre le témoignage qui lui est dû.

Il ajoute que son départ fera regretter qu'il n'y ait point dans le canton un artiste aussi intéressant ; que la presqu'île du Cotentin élève beaucoup de chevaux et en fournit une partie du royaume et que, conséquemment, la conservation de cette espèce de bétail demanderait la présence d'un homme versé dans la science vétérinaire comme le sieur La Maille.

L'Intendant, de son côté, en écrivant au contrôleur général, déclare « qu'il ne peut rendre trop de bons témoignages de la conduite, du zèle et des talens du sieur La Maille. *Il a* —dit-il — compliment peu banal — *réuni tous les suffrages* », et, comme il lui paraît de toute justice de lui accorder la rémunération de ses services, il propose de lui expédier une ordonnance de trois cents livres. « Son voïage a été de près de trois mois — dit-il « en terminant sa lettre, — ce n'est qu'environ 20 sols par jour. »

En recevant des mains de Chabert la gratification de 300 livres que l'Intendant avait eu la bonté de lui faire obtenir, La Maille parut pénétré de la plus vive reconnaissance.

Il n'avait d'ailleurs, en remplissant sa mission, envisagé d'autre récompense que le plaisir de s'être rendu utile et celle qui lui était accordée n'aurait pu qu'échauffer son zèle et l'engager à en mériter de nouvelles, si une maladie terrible, contractée au cours d'une autopsie dans les environs de Cherbourg, n'avait fait de lui une victime du devoir professionnel.

Six mois ne se sont pas écoulés depuis son retour à Alfort que la morve se manifeste de nouveau avec violence dans les paroisses qui avoisinent Cherbourg.

M. de Caux, directeur des fortifications, s'inquiète de cette situation alarmante au moment même où il va reprendre ses grands travaux des forts du Hommet et de l'île Pelée, et il écrit à l'Intendant pour lui demander d'envoyer sur les lieux le sieur La Maille, « homme fort intelligent, ferme, modéré, ayant de la con- « duite et honnête. »

Toutefois, comme l'envoi de cet artiste vétérinaire coûte cher — c'est l'opinion de M. Armenault, subdélégué général — M. de Beaulieu est chargé de faire une enquête discrète afin de s'assurer si les craintes de M. de Caux sont fondées.

M. de Beaulieu est moins pessimiste que M. de Caux. Sans doute, il ne nie pas l'existence de la maladie, mais il estime qu'il est difficile qu'il ne se rencontre pas quelques chevaux viciés parmi ceux très nombreux employés aux travaux de la rade. Et il ajoute qu'il est reconnu que les chevaux excédés par le travail, et ensuite mal nourris et mal pansés, comme ceux de Cherbourg, sont plus aptes que d'autres à contracter cette cruelle maladie. Il reconnaît toutefois que les inquiétudes de M. de Caux sont justifiés et qu'il serait bon qu'un artiste vétérinaire se fixât dans le pays.

Ce sont là, pour le moment, des désirs irréalisables. Un élève — le sieur Perrier, — que la province entretient depuis quatre ans à l'école d'Alfort, n'aura fini ses cours que dans quelques mois, et le sieur La Maille, gravement malade depuis sa rentrée à l'école, se trouve dans l'impossibilité de venir (1).

(1) On se rappelle que La Maille écrivait à Chabert qu'il s'était blessé au doigt, avec un éclat d'os, en ouvrant la tête d'un cheval morveux. La Maille s'était inoculé la morve.

M. de Garantot est donc obligé d'avoir recours aux maréchaux instruits par La Maille l'année précédente, pour procéder à la visite des suspects et des malades et de les faire accompagner par les syndics et la maréchaussée.

Leur intervention, quelle que soit leur ignorance, est d'autant plus nécessaire que la morve, grâce aux conditions favorables du terrain, fait des progrès considérables et que, de tous côtés, les chevaux qui succombent sont abandonnés sur les routes qui avoisinent Cherbourg.

M. de Garantot, soucieux de la santé publique, s'empresse bien de les faire enfouir aussitôt qu'il est averti; mais, comme les propriétaires ne peuvent, la plupart du temps, être découverts, il désirerait savoir à qui incomberont les frais nécessités par cette mesure de police.

Il s'en préoccupe d'autant mieux que ces frais sont souvent considérables; que seul l'appât du gain détermine des « *gougeats* » à enfouir les cadavres; qu'ils ne le font que de nuit pour n'être pas aperçus, cette fonction étant regardée comme déshonorante, et que, dans un certain nombre de cas, il a fallu traîner les chevaux très loin, par des chemins très difficiles, et jusque dans les *mielles* (1).

M. de Brou est lui-même embarrassé, l'arrêt du 16 juillet 1784, le dernier en date ayant pour objet les maladies contagieuses, étant absolument muet sur le point de savoir sur quels fonds les frais de l'enfouissement doivent être payés lorsqu'on ne connaît pas les propriétaires.

Il conclut toutefois qu'ils seront imputés sur les fonds libres de la capitation.

Si, à Cherbourg, l'agglomération d'un grand nombre de chevaux, le travail excessif auquel ils sont soumis et le mauvais régime

(1) Duves de sable, au bord de la mer.

sont des causes favorisant l'extension de la morve, il en existe une autre, à l'extrémité du Cotentin, dans l'élection de Mortain, qui, elle aussi, mérite d'être prise en considération.

Cette cause, on la trouve on ne peut mieux indiquée dans une lettre écrite à l'Intendant par le subdélégué à Mortain, M. de la Rocque, à la date du 1er décembre 1785.

C'est la fraude des faux-saulniers, qui, par la proximité de la Bretagne et la facilité de s'y livrer était à cette époque devenue une branche de commerce des plus importantes.

Non seulement le transport des sels se faisait sur des *masettes*, c'est-à-dire de mauvais chevaux, achetés çà et là au plus vil prix et, pour la plupart, affectés de la morve ; mais les fraudeurs, le plus souvent proscrits pour crimes et flétris,dans un but de sécurité facile à comprendre, ne marchaient que de nuit, mettaient leurs chevaux à pâturer dans les herbages se trouvant sur leurs routes et communiquaient la contagion aux animaux qui y venaient paître le jour.

Bien plus, les chevaux capturés par les commis des fermes, conduits dans les écuries d'auberges, soit à Mortain, soit à Saint-Hilaire pour y être vendus à l'encan, y séjournaient près de deux jours, laissant dans les écuries les germes de la maladie dont ils étaient infectés et la propageaient presque inévitablement aux chevaux des voyageurs et marchands qui venaient loger dans ces mêmes auberges avec la plus grande confiance.

En exposant, d'une façon claire et précise, à l'Intendant de la généralité, l'étiologie de la morve dans son élection, le subdélégué de Mortain propose un remède qui,encore à l'heure actuelle, malgré son utilité préventive incontestable, soulève de vives protestations de la part des intéressés.

C'est la visite des animaux mis en vente publique par l'intermédiaire des officiers ministériels. Tant il est vrai qu'il n'y a rien de nouveau sous le soleil !

« Ne serait-il pas possible — écrit M. de la Rocque à M. Feydeau de Brou — de proposer au gouvernement une loi qui défendroit à tous commis des fermes d'exposer, dans les écuries « publiques et de mettre en vente, aucuns des chevaux de faux-saulniers qu'ils auroient capturés, qu'au préalable ils n'eussent « été visittés par un maréchal à ce préposé, dans chaque lieu de « Saint-Hilaire ou de Mortain, lequel donneroit un *certificat de santé* « *pour chacun de ces chevaux qui se seroit trouvé sain* et, dans le cas « contraire, seroit tenu d'avertir sur-le-champ l'officier commandant la maréchaussée de l'état où il auroit trouvé ceux qui seroient infectés, pour estre par luy procédé relativement aux « ordonnances. »

L'Intendant de la généralité trouva on ne peut plus sages les observations présentées par M. de la Rocque et, le 11 janvier 1786, il rendit une ordonnance prescrivant la visite, par des maréchaux experts désignés à cet effet, des animaux destinés à être mis en vente publique et décidant que les frais de ces visites, *fixés à deux livres*, seraient prélevés sur le prix de vente.

L'adjudicataire de la ferme des Gabelles ne tarda pas à protester, soutenant que la taxe de visite était trop considérable, et qu'il n'était pas sans inconvénient que la saisie de chaque cheval susceptible d'être vendu publiquement devînt la matière d'une imposition de 40 sols au profit d'un maréchal privilégié pour cette perception.

Il ajoutait que, jusque-là, le maréchal employé parfois à cet usage se contentait de 5 sols, qu'il trouvait cette somme suffisante, puisqu'elle n'imposait au maréchal ni frais, ni déboursés, alors surtout que, pour faire le remplacement d'un fer, ces artistes ne demandaient que 2 sols 6 deniers.

L'Intendant ayant débouté de sa demande l'adjudicataire de la ferme des Gabelles, ce dernier s'adressa à M. de Calonne, contrôleur général des finances, qui demanda des explications à M. de Brou.

Sa réponse est absolument typique et toujours d'actualité :

« Je n'ai eu garde — dit-il,—de comparer la visitte d'un cheval « suspect de la morve au remplacement d'un fer,et je n'ai pas cru « qu'on pût assimiller une opération manuelle, fort simple « et fort commune, à un examen qui exige des connoissances « fort étendues, qui nécessite souvent des expériences et « force quelquefois de suspendre son jugement pendant plusieurs « jours. »

Et plus loin : « Il m'a paru juste de fixer leurs honoraires tant «pour cette visite que pour le certificat de santé,et je n'ai pas pensé « qu'un maréchal instruit pût sacrifier son tems à cet objet im- « portant pour un prix inférieur à celui que j'ai fixé. Je vous « avoue même, Monsieur, que je n'aurais pas eu, pour une pa- « reille opération, la hardiesse de proposer publiquement un « salaire de cinq sols. Je suis persuadé que personne capable « n'auroit voulu s'en charger et je vous ajouteroi que, s'il s'en « étoit présenté, je n'aurois pas cru qu'ils eussent mérité ma « confiance. »

M. de Calonne, tout en se rendant aux raisons si bien exposées par M.de Brou,adopta cependant une mesure transactionnelle et, par une nouvelle ordonnance du 7 octobre 1786,la taxe de la visite fut abaissée à vingt sols.

L'arrêt du Conseil d'Etat du Roy du 16 juillet 1784, rendu pour prévenir les dangers des maladies des animaux et particulièrement de la morve, en imposant aux propriétaires et aux syndics un certain nombre d'obligations, en stipulant que les foires et marchés seraient surveillés par des artistes vétérinaires ou,à leur défaut par les maréchaux les plus experts commis à cet effet, devait faire découvrir de nombreux foyers de contagion.

Non seulement la morve continue de sévir dans les environs de Valognes, mais on la constate un peu partout : dans l'élection de Vire, à Condé-sur-Noireau, sur une jument trouvée sur le champ de foire Saint-Gilles; dans l'élection de Bayeux : à la foire Saint-Laurent, à la foire de Balleroy, à la foire Saint-Agnan, se tenant au bourg de Trévières ; aux foires de Sainte-Croix, Saint-Luc et des Morts, séantes à Bayeux ; dans la paroisse d'Esquay; à la foire Saint-Martin aux Landes de Formigny : à Bayeux, paroisse Saint-Patrice, etc.

Toutefois, le règlement des honoraires réclamés par le maréchal expert, Claude Duprey, nommé par M. de Brou, donne lieu à quelques difficultés de la part du nouvel Intendant, M. de Launay qui estime que la majeure partie de ses voyages a été faite sans « réquisition et que,s'il se transporte dans les foires pour ses pro- « pres affaires, le gouvernement ne peut être susceptible des « dépenses que ces différentes courses peuvent lui occasionner. »

Le subdélégué de Bayeux, M. Genat, voit les choses d'une tout autre façon, et, avec raison, croit que si la réquisition était toujours exigée, il y a lieu de présumer que l'intérêt public en souffrirait, parce qu'il ne serait fait ni plainte ni dénonciation, mais ce n'est pas l'avis de l'Intendant qui « *persiste à penser que le ma-* « *réchal expert pourvu d'une commission ne doit prêter son* « *ministère que lorsqu'il en est requis.* »

Dans l'élection de Coutances, la morve se manifeste à la fois sur plusieurs points.

Le 7 mai 1785, un sieur Barbier, huissier en la chancellerie du présidial de Coutances, est obligé d'abattre un cheval déclaré morveux après avoir été longtemps traité par les maréchaux pour une simple gourme.

Barbier adresse une requête à l'Intendant en vue d'obtenir une indemnité, mais il est débouté de sa demande.

Aujourd'hui que, dans les congrès, nous réclamons l'indemnité en matière d'abatage d'animaux morveux, l'opinion de l'Intendant de Caen est curieuse à connaître.

Pour lui, le sacrifice d'un cheval morveux s'impose comme la démolition d'un mur ou d'une maison susceptibles, par leur état de vétusté, de constituer un danger pour les voisins ou les passants.

« Aucun arrêt, — écrit-il en note de la supplique — ne promet « des indemnités à ceux dont les chevaux ont été reconnus mor- « veux, *et cela est juste, parce que personne ne peut se permettre de « conserver une chose qui puisse préjudicier à autrui.* »

Jusqu'ici, tous les procès-verbaux d'autopsie n'ont eu trait qu'à la morve proprement dite, qu'à la morve nasale ou pulmonaire.

Il semble qu'on ait ignoré l'unicité des affections morveuse et farcineuse, et que cette dernière ait été confondue avec les affections de peau, entre autres la gale.

En octobre 1784, un laboureur de la paroisse de Saussey, élection de Coutances, déclare au syndic qu'une des ses juments est attaquée de la *galle*.

Elle est reconnue par les maréchaux experts atteinte d'une « *galle farcineuse et invétérée* », se traduisant par les caractères suivants : « plusieurs plaies ulcérée, tant des deux côtées de l'en- « colure, sur le garot, sous le ventre et les quisses, au janbes, « généralement sur tout le corps de laditte jument, répendant « par lesdittes ulcères une humeur viqueuse et purulente, et que « d'ailleurs elle jette une odeur d'une putréfaction insuporta- « ble et quelle est de tout point incurable. »

La gale, encore appelée *Lièpre* sévit aussi avec violence dans les marais d'Argences, de Troarn, de Bures, de Bavent, de Saint-Sanson et de Basseneville, où les animaux, mis au pacage commun, sont facilement exposés à la contagion.

Les syndics de Troarn et de Bavent, les sieurs Apvrille et Longuet, inquiets à juste titre, s'empressent de faire visiter non seulement tous les chevaux ou juments pâturant dans le marais, mais encore ceux restant à l'écurie chez leurs propriétaires.

La plupart sont atteints d'une galle lépreuse, répandue sur toute l'étendue du corps : quelques-uns, heureusement en petit nombre, présentent les symptômes de la morve ou du farcin.

Requis directement par les syndics pour procéder à ces visites, le nommé Jacques Vincent, cavalier de maréchaussée à la résidence de Caen, ancien élève de l'école vétérinaire, pourvu d'une commission de maréchal expert pour l'élection de Caen, adresse à l'Intendant une requête à l'effet d'être payé des ses vacations.

M. de Launay ne paraît pas toutefois disposé à accéder à sa demande.

Il estime que les vacations des maréchaux experts ne doivent être payées par l'Etat que lorsqu'ils ont marché par ordre de l'Intendant, en vertu de réquisitions par écrit et bien motivées; et que, dans les marais de Troarn, comme dans les prairies des environs de Caen, si l'on croit avoir besoin d'un expert pour visiter les animaux présentés à la marque pour être mis à pâturer dans les pacages communs, *il paraît de toute justice de payer ses vacations sur le produit de la marque des bestiaux* (1).

L'Intendant est d'autant mieux inspiré en serrant les cordons de la bourse, que les dépenses nécessitées par l'application de l'arrêt du 16 juillet 1784 augmentent de plus en plus.

La morve et le farcin se déclarent à Langrune, chez les sieurs Dupuis et Chapelain, laboureurs audit lieu ; à Reviers, chez le meunier Pitet ; à Sermentot, chez le sieur Michel Colin; à Alle-

(1) C'est ce qui se fait encore à l'heure actuelle pour la marque des bestiaux mis au pacage dans les prairies de Caen, Louvigny et Venoix.

magne, chez le sieur Jacques Bisson ; au Moulin Labbé, sur un cheval appartenant au nommé Dupré ; à Saint-Aignan-de-Cramesnil, chez le nommé Marc, fermier de M. de St-Quentin, seigneur de Garcelles, capitaine au régiment de Condé-dragons et chargé de la remonte de son régiment ; à Banville, chez un sieur Louis Châtel ; à Troarn, chez une demoiselle Mulet et chez les nommés Thomas Heude et Rondeau, dit Carnage.

Les maréchaux-experts *Moutier* et *Gambier*, accompagnés du sieur *Leblanc*, maréchal des logis de la maréchaussée, se transportent dans ces différentes localités, examinent les malades et les suspects et rédigent les procès-verbaux constatant leur état. Ils visitent également, inopinément, les écuries d'auberges de la ville de Caen, notamment celles avoisinant la place St-Sauveur et le marché à blé (1); celles de la *Tête-Noire*, sise rue des Teinturiers, tenue par le sieur Bellissent ; celles du *Laboureur*, tenu par le nommé Lépine; celles de l'*Image Saint-Pierre*, et y rencontrent des chevaux morveux, appartenant presque tous à des meuniers. Sont notamment infectées les écuries du nommé Jouenne, meunier au moulin du Fresne, à Argences; celles du nommé Yvonnet, meunier au moulin des Moulineaux, situé à peu de distance de Reviers, et sur la même rivière.

L'inspection du marché aux chevaux, qui se tient sur la place Saint-Sauveur, le vendredi de chaque semaine, donne également de bons résultats, puisqu'elle permet de faire séquestrer et abattre trois chevaux morveux appartenant aux nommés Charles Bidet, de Villers, Jacques Hüe, de la paroisse Saint-Ouen de Caen, et Bouquet, de la paroisse d'Allemagne.

L'histoire de la morve au XVIIIe siècle dans la généralité de

(1) Le marché à bled se tenait là où est aujourd'hui le « *café du grand Balcon.* »

Caen, que je viens d'esquisser à grands traits, très captivante par plus d'un côté quand on consulte les pièces originales, renferme, il me semble, Messieurs, quelques enseignements.

Elle nous prouve qu'en ce qui concerne la police sanitaire de la morve, nous n'avons rien innové, et que si, comme l'a démontré l'illustre savant dont nous déplorons tous la perte — mon maître et ami Nocard, — la morve peut guérir, les cas de guérison, absolument exceptionnels et d'ailleurs spontanés, ne peuvent être pris en considération.

L'abatage, moyen suprême et radical, constitue, en somme, la seule mesure rationnelle quand on se trouve en présence d'un animal morveux.

Les contemporains du XVIIIe siècle étaient donc contagionnistes et, avec raison, ayant compris qu'il valait mieux prévenir que guérir, ils n'avaient pas hésité à prescrire, indépendamment de l'abatage des malades, l'isolement des suspects et la désinfection des écuries.

Il y a plus encore, Messieurs.

L'inspection des foires et marchés, l'inspection des écuries d'auberge, l'inspection des animaux exposés dans les ventes publiques, l'inspection des animaux mis au pacage commun, tout cela existait avant la Révolution.

Et il a fallu un sommeil de près de cent ans, de plus de cent ans même, pour voir proposer, — oh ! timidement d'ailleurs, — l'adoption de ces mesures qui, tout d'abord, tant elles paraissaient nouvelles, ont fait jeter les hauts cris.

C'est, en premier lieu, la loi du 21 juillet 1881, qui organise l'inspection des foires et des marchés, mais avec un tempérament, puisqu'elle autorise les Conseils généraux à ajourner à six ans l'application de cette importante mesure.

C'est, en second lieu, la loi du 21 juin 1898, encore inappliquée, — le décret portant règlement d'administration publique n'étant pas encore paru (il vient de paraître à l'*Officiel* du 18 octobre), qui prescrit la visite périodique des lieux — écuries ou étables — où l'on héberge les animaux.

C'est, entre temps, des arrêtés préfectoraux — dont les officiers ministériels contestent la légalité — qui édictent l'obligation pour les propriétaires, de présenter, préalablement à toute vente publique, un certificat de santé des animaux qui y seront mis aux enchères.

Il y a longtemps qu'on a dit, Messieurs, que rien n'était nouveau sous le soleil, et que la vie n'était qu'un éternel recommencement.

L'histoire de la morve au XVIIIe siècle, dans la généralité de Caen, est, une fois de plus, la preuve de cette affirmation.

Nous avons cru innover, nous n'avons été que de simples plagiaires.

PIÈCES JUSTIFICATIVES

Lettre de M. DANGERVILLIERS, ministre de la Guerre, à M. de VASTAN, Intendant de la généralité de Caen (1)

A Versailles, le 11me juin 1730.

MORVE.

Comme l'on ne peut, Monsieur, prendre trop de précautions pour prévenir la communication d'une maladie aussy contagieuse pour les chevaux que celle de la morve, et que la pluspart des troupes qui en ont eu des chevaux attaquez, prétendent qu'elle provient de la négligence que l'on a eüe à faire nettoyer les écuries après qu'il y a logé quelques chevaux atteints de cette maladie, le Roy m'a ordonné de vous écrire, comme à tous Mrs les autres Intendants des provinces, que son intention est que vous fassiez faire une visitte générale des écuries dans tous les lieux d'estape ou quartiers et garnisons de votre département où les troupes ont coutume de loger et que vous *chargiez les comres des guerres qui y seront en résidence*, vos subdéléguez et à leur deffaut les maires ou syndics des villes et lieux du plat pays de prendre soin que les écuries soient incessamment nettoyées, puriffiées et lavées avec de la chaux vive, ainsi que les auges et ratteliers, même le pavé ou le sol des écuries et tout le pourtour jusqu'à la hauteur où les chevaux peuvent porter leur langue, et après les avoir laissés un temps suffisant à l'air pour désinfecter celles où il y auroit eu quelques chevaux malades, de bien faire relaver, avec de nouvelle

(1) *Archives départementales du Calvados*, Intendance de Caen, C. 1030.

eau chaude, touttes les auges et ratteliers pour enlever l'impression de la chaux qui y seroit restée.et générallement prendre au surplus touttes les précautions que la prudence peut suggérer pour que les chevaux qui habiteront ces écuries à l'avenir soyent à couvert de tout danger de cette espèce

Sa Ma^{té} vient d'estre informée qu'il s'est trouvé dans la ville de Senlis cinq chevaux morveux dont trois estoient chez un meunier et les deux autres chez des bourgeois, heureusement que les off^{ers} des deux brigades de la compag^{e} d'Harcourt qui y sont en quartier, s'en sont aperceus et aprez avoir fait avérer la maladie par les maréchaux de la ville les plus experts *ils les ont fait tuer*. Comme c'est le seul expédient à prendre pour sauver tout ce qu'il y auroit de chevaux dans le pays. le Roy l'a *non seulement aprouvé, mais sa Ma^{té} m'a encore ordonné très expressément de vous mander que son intention est qu'il en soit usé de même partout en pareil cas.* C'est là l'occasion seule où l'on peut dire qu'il vaut mieux faire périr un innocent que de sauver un coupable.

Il est donc important, Monsieur, que vous fassiez faire par les comm^{res} des haras et les maréchaux les plus experts qui se trouveront dans votre Département, l'examen de tous les chevaux qui pourroient estre soupçonnés de ce mal : tant dans les villes que dans les autres lieux du plat pays, afin qu'aprez avoir düement constaté la maladie, on les fasse sur-le-champ tuer sans rémission et sans autre formalité.

Comme cet objet interesse également le public et le service du Roy, je ne doute pas que votre réponse ne me mette incessamment en estat de rendre compte à Sa Ma^{té} des mesures que vous aurez prises pour satisfaire à ses intentions à cet Égard,

J'ay l'honneur d'estre très parfaitement, Monsieur, votre très humble et très obéissant serviteur.

DANGERVILLIERS.

Lettre de M. de MAUREPAS, sous-secrétaire d'Etat, à M. de VASTAN (1).

Haras
Ordce du 5 janvier 1733

A Versailles, le 23 décembre 1736.

Chevaux attaquez de la morve.

MONSIEUR,

Le Roy est informé qu'il y a, dans beaucoup d'endroits du Roy^me^, des chevaux attaqués de la morve et que ce mal devient commun, parce que la pluspart des gens qui ont des chevaux morveux continuent de s'en servir, ce qui infecte les écuries particulières ou celles des auberges : d'autres, au contraire, cachent avec soin leurs chevaux pris de cette maladie, en arrestent le cours et les envoyent ensuite exposer en vente dans les foires et marchez. Cette communication multiplie le mal, et il deviendroit bientôt général, si on n'y mettoit promptement ordre.

La culture, le commerce et le soutien de la cavalerie sont également intérressez; Aussy, Sa Majesté souhaite que vous rendiez incessamment une ordonnance sur cette matière, et que vous teniez sévèrement la main à son exécution, indépendamment de l'attention particulière que vous voudrez bien avoir de vous informer des endroits de votre Département où cette maladie peut régner afin d'y faire veiller de près pour empêcher qu'elle ne s'étende.

Cette ordonnance doit porter injonction à toutes personnes de quelqu'estat et condition qu'elles soient, sans en excepter les

(1) *Archives départementales du Calvados*, Intendance de Caen, C. 1030.

Ecclésiastiques et Gentilshommes,qui auront des chevaux morveux, d'en faire la déclaration sur le champ à vos subdéléguez, afin que de leur autorité et de la vôtre, ces chevaux soïent visités et tuéz en leur présence, ou des personnes qui seront par elles commises pour faire lesd. visites, si les chevaux sont véritablement jugés morveux par les maréchaux qui les auront examinés, à peine de (1) d'amende payable sans déport par les contrevenants, aplicable au dénonciateur, ou à l'hôpital le plus prochain des lieux, lorsqu'il n'y aura point de dénonciateur.

Deffense à toutes personnes qui ont des chevaux morveux de les exposer en vente, ny de s'en servir à aucunes sortes de travaux, sous peine d'une très grosse amende que vous fixerez par votre ordonnance,indépendamment de la peine de prison qui doit estre prononcée contre toutes les personnes qui seront trouvées montées sur des chevaux morveux, ou qui en auront d'attelés à leurs charois ou autres voitures, desquelles amendes les propriétaires des chevaux ou des privilèges des voitures publiques demeureront civilement responsables.

Lorsque ceux qui auront des chevaux attaquez de la morve seront trop éloignés des villes où vous avez des subdéléguez, pour leur en faire sur-le-champ leur déclaration,ils la feront aux syndics de la parroisse dans laquelle ils demeureront, qui seront obligés, de les visiter avec les deux plus prochains maréchaux ; et si ces chevaux sont jugés morveux, ils seront tués sur-le-champ en présence desd. syndics et mareschaux,qui seront tenus d'en donner leur certifficat, qui vous sera envoyé,ou à vos subdéléguez, afin que sur la connoissance qu'on aura qu'il y aura eu dans un canton un cheval morveux, on puisse faire examiner si la maladie ne se sera point communiquée.

(1) Le *quantum* de l'amende a été laissé en blanc pour être fixé par l'Intendant.

Votre ordonnance doit encore porter, sous peine d'amende, telle que vous croirez convenable de la fixer, que l'écurie dans laquelle on aura trouvé un cheval morveux sera parfumée et reblanchie, que les harnois, selles, brides et licols couvertures et autres équipages qui auront servi au cheval morveux seront brûlez en présence de ceux qui en auront fait la visite.

Vous pourrez encore ajouter à votre ordonnance ce que votre prudence vous suggérera, suivant la connoissance que vous pouvez avoir des différents abus qui se commettent à ce sujet.

Mais le plus essentiel est de tenir exactement et sévèrement la main à l'exécution de ce Règlement et de charger des personde confiance dans les différents endroits de votre Département de vous informer des contraventions.

On a trop éprouvé les funestes effets du relâchement qu'on a eu à cet égard depuis bien des années, pour qu'il ne soit pas d'une extrême conséquence de rétablir la police et la règle sur cette matière.

Je vous prie de m'envoyer un exemplaire de l'ordonnance que vous aurez rendüe. Vous pouvez aussy donner vos ordres aux Inspecteurs des haras de veiller, dans leurs tournées, à ce qu'elle soit exécutée, et de charger leurs visiteurs, Gardes-haras et Gardes-Étalons de les informer des contraventions qui viendront à leur connoissance afin qu'ils puissent vous en rendre compte.

Je suis très parfaitement, Monsieur, votre très humble et très affectionné serviteur.

MAUREPAS.

Ordonnance de M. de Vastan relative à la morve

[ARMES ROYALES]

DE PAR LE ROY

Félix Aubert, chevalier, marquis de Vastan, baron de Vieux-Pont, Conseiller du Roy en ses conseils, Maistre des requestes ordinaire de son Hôtel, Intendant et Commissaire départi pour l'exécution des ordres de Sa Majesté en la Généralité de Caen

Le ROY étant informé qu'il y a dans beaucoup d'endroits du Royaume, des chevaux attaqués de la Morve, et que ce mal devient commun parce que la plupart des gens qui ont des chevaux morveux continuent de s'en servir, ce qui infecte les Écuries particulières ou celles des auberges ; que d'autres, au contraire, cachent avec soin leurs chevaux pris de cette maladie, en arrêtent le cours, et les envoyent ensuite exposer en vente dans les foires et marchés, et que cette communication multiplie le mal qui deviendroit bientôt général si on n'y mettoit promptement ordre ;

Sa Majesté nous a commandé d'ordonner ce qui suit :

I. — Toutes personnes, dans l'étendue de la généralité de Caen, de quelqu'état et condition qu'elles soient, sans exception des Ecclésiastiques et Gentilshommes qui auront des chevaux soupçonnez d'être attaquez de la morve seront tenus d'en faire leur déclaration sur-le-champ à nos subdéléguez dans chaque Élection, lesquels feront visiter ces chevaux et les feront tuer en leur présence, ou celles des personnes qui seront par eux commises pour faire lesdites visites, si les dits chevaux sont véritablement jugez morveux par les maréchaux qui auront examiné, à peine de mil livres d'amende, payable sans aucune remise ni diminution par les contrevenants et applicable au dénonciateur ou à l'Hôpital le plus prochain, lorsqu'il n'y aura point de dénonciateur.

II. — Faisons très expresses inhibitions et deffenses à toutes personnes qui ont des chevaux morveux, de les exposer en vente ni de s'en servir à aucunes sortes de travaux, sous peine de deux mil livres d'amende applicable comme dessus.

III. — Faisons pareilles deffenses à toutes personnes de monter et d'atteler à leurs charois et autres voitures des chevaux morveux à peine de deux mil livres d'amende applicable comme dessus, et en outre d'emprisonnement, et seront les propriétaires desdits chevaux et voitures, ainsi que les fermiers des voitures publiques civilement responsables desdites amendes.

IV. — Lorsque ceux qui auront des chevaux attaquez de la morve seront trop éloignez des villes où résident nos subdéléguez pour leur en faire sur-le-champ leur déclaration, ils la feront au syndic de la Paroisse dans laquelle ils demeureront; luy enjoignons, à peine de désobéissance et de punition, de les visiter sur-le-champ avec les deux plus prochains maréchaux, et, si de ces chevaux sont jugés morveux, de les faire tuer aussi sur-le-champ en sa présence et celle desdits maréchaux, lesquels seront tenus d'en donner leur certificat, qui sera envoyé sans délay par le syndic à notre subdélégué, lequel, sur la connoissance qu'il aura qu'il y aura eû dans un canton un cheval morveux, fera examiner si la maladie ne se sera point communiquée, et nous en rendra compte.

V. — L'écurie dans laquelle on aura trouvé un cheval morveux sera parfumée et reblanchie par le propriétaire ou locataire, et les Harnois, Selles, Brides, Licols,Couvertures et autres équipages qui auront servi audit cheval morveux, seront brûlés en présence de ceux qui en auront fait la visite ; le tout à peine de cinq cents livres d'amende applicable comme dessus au dénonciateur ou à l'Hôpital le plus prochain lorsqu'il n'y aura point de dénonciateur.

VI. — Mandons à nos subdéléguez de tenir exactement et sévèrement la main à l'exécution de la présente ordonnance, laquelle sera luë, publiée et affichée dans toutes les Villes, Bourgs et Paroisses de cette Généralité, et lûë par les curez aux Prônes desdites Paroisses,à ce que personne n'en prétende cause d'ignorance.

Fait à Caen, le 5 janvier 1737

Signé : DE VASTAN.

Et plus bas : *Par Monseigneur,*

LA SALLE.

A Caen, chez Antoine Cavelier, seul imprimeur du Roy, et Jean-Claude Pyron, reçû en survivance.

PROCÈS-VERBAL DE VISITE A ÉPRON

Par des maréchaux experts (1)

L'an mil sept cents soixante et sept, le huitième jour d'août, nous, André Foucher, garde visiteur des haras de la Généralité de Caen,en verteu deune requeste repondeux de Monseigneur lintendant qui nous ordonne de nous transporter chez le nommé La Gouelle, de la paroisse d'Epron, pour y faire la visite de cest chevaux et d'en dresser nostre présent procès-verbal, à cet efet je me suis transporté le jour de hier acompagné des sieurs Hardy e t Des Jardins maréchaux esper de la ville de Caen ; étant parveneu chez le sieur La Gouelle et leur ayant comeuniquer ce dont il étet question et fait venir un escoriateur en cas de besoin, nous avons procéder à la visite desdits chevaux en la manière qui suit : Premièrement nous avons trouvé dans une escuris quatre chevaux sous poil noir, agés de trois à quatre ans, taille de onze pouce (2) à cinq pieds lesquelle nous ont paru navoir auxquen simptosme de la maladie dont est question.Demandé aux sieur Lagouelle de me représenter *un cheval sous poil noir agé de cinq ans* taille de neuf pouces ou viron *que je luy aurest fait mettre dans un écuris* particulière, il ly avet trois à quatre

(1) *Archives départementales du Calvados*. Intendance de Caen, C. 1036.

(2) Le pouce avait 0.027. On négligeait dans l'indication de la taille. le nombre de pieds tout cheval devant normalement avoir plus de 5 pieds. Onze pouces à cinq pieds veut dire : 4 pieds onze pouces à 5 pieds.

jour. A dit que le cheval en question etet bien malade et quil lavet mis dans son clos a lerbe pour le soulager. Il nous a conduit dans un pièce hor sa porte ou nous avons trouvé le cheval coucher sous un arbre comme un cheval mor. *Après l'avoir veu et visité les susdits maréchaux sy dessus desnomé lont jeugé contre nostre avis nestre point ataqué de la maladie de la morve. Quoy que le cheval et une petite glande sous la ganache du costé hormontoir sans estre attachée et getants un peu par les narinne* ; Ont dit lesdit maréchaux quil le guarantisses de cette maladie et quil ny avet qua le remettre avec les autres sans craindre la contagion. *Interpesler le sieur Lagouelle de nous représenter une jument sous poil rouen vineux*, agé de 6 à 7 ans désigné dans la requeste présentée à Monseigneur l'Intendant; *a dit qu'il ne representeret pas cette beste et qu'il ne sçavet pas ce que sa famme en avet fet.* Demandey aux sieur *La Gouelle sy voulet la representer sous queque jour; a dit que non* et quil ne sçavet point ce que sa femme en avet fet. Representer aux sieurs Lagouelle *qu'il avet tor de cacher cette beste; a dit qu'il ne pouvet dire ou elle étet et tout ce qu'il a voulu dire* ce que nous attestons véritable en tout son conteneu, ce dit jour et an cy dessus.

Jean Hardy. Du Jardin. A. Foucher.

On lit au bas.:
Déposé au secrétariat de l'Intendance
Le 9 août 1767. MARESCOT (avec p.)

LETTRE DE M. DE GARANTOT, SYNDIC DE CHERBOURG A L'INTENDANT DE CAEN (1)

Monsieur,

A peine j'ay eü reçû la lettre que vous m'avez fait l'honneur de m'écrire le 24 de ce mois et l'ordonnance de M. de Fontette que vous m'avez envoïée, que j'ay fait de nouvelles recherches et les plus grandes informations. *J'ay fait venir tous nos maréchaux, et surtout un qui demeure à Octeville près cette ville, qui passe pour le plus expert du païs, et qui ne fait d'autre métier que de courir sans cesse tout le canton en qualité de médecin de chevaux et de bestiaux.* Voici le résultat de toutes les déclarations qu'ils m'ont passées et de tout ce que j'ay apris.

Il paroît qu'il y a douze à quinze mois que la morve a commencé dans ce lieu et aux environs. Elle ne s'y est manifestée avec éclat que depuis peu parce qu'on n'y avoit pour ainsi dire pas d'idée de cette maladie. Les particuliers croïoient que c'étoit *gourme*, *fausse-gourme* ou *morfondure;* comme la pluspart des chevaux qui en sont morts avoient été emploiés aux travaux de l'isle Pelée, du Hommet ou des différentes carrières où ils avoient essuyé de la peine, de la fatigue et des froids extraordinaires, et où ils avoient été très mal nouris à cause de la dureté et de la longueur de l'hiver qui ont rendu les fourages extrêmement rares, le peuple croioit le plus souvent que ce n'étoit que la misère qui faisoit périr des chevaux.

Mais le mal faisant, et surtout à l'isle Pelée et au Hommet, des

(1) *Archives départementales du Calvados*, intendance de Caen, C. 1038.

progrès, les maréchaux ont été appellés, ils ont apporté la plus grande attention dans leurs visites, on a d'ailleurs ouvert plusieurs chevaux ; Enfin la morve a été déclarée et reconnüe. Et d'après les maréchaux dont j'ay parlés, il est mort tant à l'isle qu'au Hommet, à Cherbourg, à Tourlaville, à Octeville et à Equeurdreville 25 ou 26 chevaux morveux. Et à l'isle, à Equeurdreville, à Octeville et à Tourlaville il y en a encore plusieurs de violemment soubçonnés.

J'en ai d'ailleurs fait tuer un dans cette ville, où le propriétaire, pour consulter son mal, l'avoit amené de la paroisse de Herqueville qui est à cinq lieues d'icy. Les maréchaux à qui je le fis visiter le trouvèrent pouri de morve. Le particulier qui l'avoit depuis deux mois, l'avoit achepté d'un meunier de Tréauville, qui est à quatre lieües d'icy, et qui en a, dit-on, perdu aussi plusieurs de la morve. On m'a d'un autre coté assuré qu'il y en a eü et y en a encore à Gréville, qui est à trois lieües d'icy. La morve a donc été et est encore peut-être à trois, quatre et cinq lieües d'icy : et il est on ne peut plus intéressant de prendre à cet égard des éclaircissements et de s'en assurer.

D'après l'exposé, Monsieur, que je viens d'avoir l'honneur de vous faire, je crois que vous trouverez que la chose mérite la plus grande attention et la plus prompte.

Mais un mal est que nos maréchaux ne sont peut-être pas bien au fait. D'ailleurs ils ne sont pas bien hardis à avertir de ce qui vient à leur connoissance, et à dire leur avis. Les sindics sont de même. Ils craignent tous et on ne peut guères les en blâmer, de se faire des ennemis et le plus grand mal surtout est que dans ce païs cy on ne connoit pas la morve, et on ignore l'allarme qu'elle doit répandre, les précautions qu'on doit prendre contre et qu'elle ne laisse aucun espoir de guérison.

Dans ces circonstances, Monsieur, comme vous m'avez demandé mon avis, ne seroit-il point, permettez-moy de vous le dire, très provisoire et pour ainsi dire indispensable de renouveller et de faire réimprimer au plustôt les dispositions des ordonnances de Mss.vos prédécesseurs, et d'en envoïer un nombre sufisant d'exemplaires pour qu'elles pussent être rendües très notoires et qu'on pût en donner aux curés, aux sindics et aux maréchaux. Et ensuite ne seroit-il pas à propos d'envoïer sur-le champ dans ce païs cy quelque maréchal expert ou quelqu'un de l'Ecole vétérinaire fort instruit, qui, autorisé par vous, feroit avec les sindics et la maréchaussée des visites dans les paroisses infectées ou suspectes ; et mettroit à exécution votre ordonnance et les ordres que vous et M. le subdélégué luy donnerez. M. de Caux avec qui j'ay, comme vous le désiriez, conféré sur tout ce, est sur tous ces points très fort de mon avis. Tout ce que j'ai l'honneur de vous proposer me paroit d'autant plus nécessaire que M. de Beaulieu ny moy ne pourons guères roûler la campagne : nous n'en n'avons pas le temps ; et moy surtout ne peux guères m'absenter dans tout l'embarras et les circonstances actuelles de nos traveaux et malheureusement on ne peut guères, je crois, compter sur les sindics quand il n'y aura qu'eux à opérer et qu'ils seront seuls.

Quand à ce qui peut d'abord avoir occasionné la morve dans ce païs, nos maréchaux m'assurent qu'elle y est venüe par des chevaux de réforme que des rouliers étrangers y ont amenés et y ont vendus. On a emploïé de ces chevaux au Hommet, et on en a passé à l'isle. Voilà l'origine et la source du mal. Il n'y a donc point là de la faute des gens du canton ; ils ne connoissoient pas seulement cette maladie ; il ne seroit donc pas juste de leur infliger de peines.

Au reste, Monsieur, en attendant vos ordres ultérieurs, j'ay fait séquestrer icy et dans nos alentours les chevaux suspects et ai donné aux sindics les connoissances et les instructions nécessaires ; et s'il se trouve quelque cheval qui soit déclaré atteint de morve avérée, j'en ordonnerai le massacre.

Mes opérations ont déjà occasionné quelques frais, comme les courses et les journées des maréchaux que j'ay menés avec moi à l'Isle, à Tourlaville, au Becquet et au Hommet, et les salaires de manœuvres que j'ay emploïés à assommer et enfoüir un cheval. J'en ai païé de ma poche une partie ; mais, comme vous le trouvez juste, j'en ferai un état pour que vous aïez la bonté d'en ordonner le païement.

J'ay l'honneur d'être avec bien du respect,

Monsieur,

Votre très humble et très obéissant serviteur.

GARANTOT.

Cherbourg ce 31 may
1764.

Lettre de M. de la Rocque subdélégué a Mortain a l'Intendant de Caen (1)

Mortain, le 1er décembre 1785.

Monsieur,

Les démarches que la brigade de maréchaussée de cette résidence a faittes, relativement aux cheveaux de faux-saulniers, qu'ils ont arrêté, fait visiter et tuer s'étant trouvés morveux, étoient très essentielles, et au désir de touttes les ordonnances relatives à cette partie de police, et il est dans l'ordre naturel que vous vouliez bien leur accorder une gratification, qui en récompensant leur sesle (*sic*) servira à l'animer ; le brigadier et les trois cavaliers y ont été employés pendant deux jours et les deux maréchaux autant, soit à les visiter, soit à les tuer, ouvrir, examiner, encaver et enfin à rédiger les procès-verbaux de chacune de ces opérations. Nous croyons que une somme de 36 livres pour la maréchaussée et celle de 24 livres pour les maréchaux ne serait pas excessive.

Cet objet si intéressant pour le public, Monsieur, méritte toutte votre attention et exige que j'aye l'honneur de vous faire quelques observations à cet égard !

La position de mon département scitué dans l'angle des provinces de Bretagne et du Maine donne lieu à une fraude continuelle de sel, et est devenue par la proximité et la facilité de s'y livrer une sorte de branche de commerce nuisible au bon ordre et à la société à bien des égards !

(1) *Archives départementales du Calvados*, intendance de Caen. C. 1037

Le transport de ces sels se fait sur des *masettes* ramassées çà et là au plus vil prix et dont la majeure partie sont affectées de la morve, maladie si dangereuse, si facille à propager, et notoirement incurable ;

Ces fraudeurs, la plus part proscrits pour crimes et flétris, pour la sécurité de leur marchandise et pour la leur mesme, ne marchent que de nuit, *et ne font aucune diffigulté de mettre leurs cheveaux paître dans les herbages qui se trouvent sur leur routte, d'où il s'ensuit que les propriétaires qui y mettent le jour leurs chevaux paître, ont la douleur de les voir attaqués d'une maladie dont le plus souvent ils ignorent le princippe, mesme les effets.*

Il en résulte encore un autre inconvénient; ces cheveaux sont très fréquemment arrêtés par les commis des fermes et sont conduits dans les écuries d'auberge, soit à Mortain, soit à St-Hilaire, pour y estre, les sels de capture déposés et les cheveaux vendus à l'encamp ; *il y séjournent au moins 30 heures pendant que la procédure s'ourdit et laissent dans ces écuries le venin dont ils sont infectés et qui se communique inévitablement aux voyageurs et marchans qui y déposent leurs cheveaux avec confiance.*

Enfin, ils sont vendus à l'encamp et la modicité du prix où ils sont portés induit les achepteurs et les fait passer légèrement sur l'état où ils peuvent estre et le danger qu'il y a à les achepter. J'en ay vu vendre depuis trois semaines cinq pour 39 livres touts équipés.

Le but de mes observations, Monsieur, est d'avoir l'honneur de vous demander si, pour arrêter autant que faire se pourroit l'inconvénient qui en peut résulter, il ne seroit pas possible de proposer au gouvernement une loy qui deffendroit à touts commis des formes *d'exposer, dans les écuries publiques, et de mettre en vente aucuns des cheveaux de faux saulniers qu'ils auroient capturés, qu'au préalable ils n'eussent été visittés par un maréchal à ce préposé dans chaque lieu de St-Hilaire et de Mortain lequel donneroit un certificat de santé pour chacun de ces cheveaux qui se seroit trouvé sain*, et, dans le cas contraire, seroit tenu d'avertir sur-le-champ l'officier commandant la maréchaussée, de l'état où il auroit trouvé ceux qui seroient infectés, pour estre par luy procédé relativement aux ordonnances.

Si vous trouvés mes idées justes, Monsieur, je ne doutte point que votre sesle et votre amour pour le bien public ne vous engagent à tenter d'établir cette forme.

J'ay l'honneur d'être avec respect,

Monsieur,

Votre très humble et très obéissant serviteur

DELAROQUE (avec p.)

VISITE A AVENAY

7 juin 1787.

L'an mil sept cens quatre vingt sept, le septième jour de juin, nous, soussignés, Jacques Dujardin, maréchal expert juré en la ville de Caen, y demeurant rue et paroisse St-Julien, et Jean Jacques Vincent, élève de l'Ecole royale vétérinaire de Paris, maréchal expert de l'élection de Caen, y demeurant paroisse de Vaucelles, rue d'Auge, certifions nous être transportés en la paroisse d'Avenay, sur l'avis à nous donné que le nommé La Flame écarisseur, demeurant en laditte paroisse, avoit depuis environ six semaines une jument sous poil souris pâle, agée de quatre ans, de la taille d'environ quatre pieds cinq pouces, laquelle lui avoit été donnée pour la traiter et guérir d'un écoulement de matière jaunâtre qui a lieu par les deux naseaux, dans lesquels nous avons apperçu plusieurs chancres,et un abcès sous la ganache aux environs duquel *sont les restes d'une glande qui a été ouverte*, lesquels symptômes nous ont fait regarder laditte jument comme soupçonnée de la morve et avons deffendu audit La Flame de s'en dessaisir,ny de la laisser errer et vaguer, ny de l'exposer dans aucuns lieux publics, lui enjoignant de la représenter toutes fois et quantes il en sera requis, en présence du sieur François Raimond, syndic par nous appelé à laditte visitte, et sur le refus que nous a fait ledit La Flame de nous déclarer d'où venoit laditte jument, nous, maréchaux experts, susdits nous en sommes informés et nous avons appris qu'elle étoit sortie de chez le nommé Jean Mauger de la paroisse de Tourville et a été laditte jument reconnue par les sieurs Nicolas Morin et Charles Pôtel pour avoir appartenu audit Mauger. De tout quoy nous avons fait et rédigé le présent procès-verbal que nous certifions véritable en son contenu pour être déposé à M. Le Paulmier subdélégué de Monseigneur l'Intendant Et auquel a signé avec nous ledit sieur Raimond syndic, après lecture. Dont acte les jour et an que dessus.

F. Remond, Dujardin.

Vincent (avec p.)

Par continuation lesdits jour et an, nous, susdits, maréchaux experts, certifions que le sieur Nicolas Morin, meunier, demeurant en la paroisse de Tourville, nous ayant requis de visitter ses chevaux nous nous sommes transportés chez lui et dans le nombre de ceux qui nous ont été présentés nous avons visitté une jument sous poil alzan, nourice, âgée de six ans, de la taille d'environ quatre pieds trois pouces, laquelle est attaquée d'un flux de matière verdâtre et puante, par le naseau droit, lequel est chancré ; de plus lui avons remarqué une glande dure et douloureuse, placée sous la ganache du côté de l'écoulement, laquelle jument était séquestrée avec son poulain depuis quelque tems, par les ordres dudit s[r] Morin auquel nous, maréchaux experts cy-dessus, avons déclaré qu'il ne pouvoit, sans danger de perdre les autres, la laisser habiter avec eux, vû qu'elle avoit les symptômes les plus univoques de la morve, a quoy il a consenti et promis de la tenir enfermée à part et la représenter lorsqu'il en sera requis ; nous a de plus déclaré ledit sieur Morin l'avoir achetée dudit Jean Mauger. De ce dont nous avons fait et rédigé le présent procès-verbal pour être remis avec le précédent à Monsieur le subdélégué de Monseigneur l'Intendant et auquel ledit Sr Morin a signé avec nous après lecture.

Dont acte lesdits jour et an.

DUJARDIN J. MORIN.

VINCENT (avec p.)

---

17 juin 1787.

L'an mil sept cens quatre vingt sept, le dix septième jour de juin, nous, soussignés, Jacques Dujardin, maréchal expert de juré en la ville de Caen, y demeurant rüe et paroisse St-Julien. Et Jean Jacques Vincent, Elève de l'Ecole royale vétérinaire de Paris, maréchal expert de l'élection de Caen, y demeurant, paroisse St-Michel de Vaucelles, rue d'Auge, certifions que le s[r] Nicolas Morin, meunier en la parroisse de Tourville, nous a fait amener, ce jourd'huy en cette ville, une jument sous poil alzan,agée de six ans, de la taille d'environ quatre pieds trois pouces, laquelle était séquestrée avec son poulin, lorsqu'il nous requit le sept du présent d'examiner scrupuleusement tous ses chevaux et que nous avions soupçonnée de morve. A l'examen que nous avons fait de laditte jument,la reconnoissant morveuse, nous, maréchaux experts susdits, l'avons fait conduire *à la voierie* et l'ouverture que nous en avons faite nous a prouvé,*par les cornets du nez rongés en plusieurs endroits, par les chancres qui y étoient depuis longtems et plusieurs abcès trouvés et reconnus dans le lobe droit du poumon,côté par lequel l'écoulement de matière puante et verdâtre, dont il est parlé cy dessus, avoit lieu et lequel était glandé*, que laditte jument étoit morveuse, vû quoy nous avons aussi fait abattre le poulin que nous avons fait enfouir ainsi que lad. jument conformément à l'ordonnance du Roy, et du tout nous avons fait et rédigé le présent procès-verbal que nous certifions véritable en son contenu pour être déposé chez Monsieur Le Paulmier, subdélégué de Monseigneur l'Intendant lesdits jour et an. Dont acte.

DUJARDIN.

VINCENT (avec p.)

VISITE DES AUBERGES DE CAEN

L'an mil sept cent quatre vingt quatre, le neuvième jour d'aoust, nous, Georges Le Blanc, maréchal des logis de maréchaussée à la résidence de Caen, accompagné des sieurs Gambier et Moutier, marécchaux experts en cette ville, soussignés, certiffions qu'en exécution des ordres de Monseigneur l'Intendant, de cette généralité, nous nous sommes transportés dans presque toutes les écuries des auberges de cette ditte ville et notamment dans celles qui avoisinent la place St-Sauveur et la halle à bled où les meuniers étrangers et bladiers sont dans l'usage de déposer leurs chevaux lorqu'ils viennent aux marchés. Examen scrupuleusement fait des chevaux qu'elles contenaient, avons trouvé dans celle de l'auberge portant pour enseigne « *Le Laboureur* » tenue par le nommé Lépine, une jument sous poil noir ayant tous ses crins, âgée de trente mois, le pied de derrière montoir blanc, appartenante au nommé Jouenne, meunier au moulin du Fresne, à Argence, laquelle a sous la ganache une grosse glande que lesdits sieurs maréchaux ont soupçonné pouvoir être un commencement de maladie avec d'autant plus de raison que cette bête a *été acheptée, suivant les déclarations du domestique du meunier, à la foire St-Martin dernière, dans le Cottentin, pays où il reigne malheureusement beaucoup de ces sortes de maladies.* Vu le soupçon, nous avons fait deffence en exécution desdits ordres, audit domestique, chargé de le dire à son maître, de laisser communiquer cette bête avec les autres, ni de s'en dessaisir, sous peine d'encourir l'amende en pareil cas *et de la ramener* dans un mois de ce jour pour être de nouveau visittée par lesdits sieurs maréchaux à quoi il a consenti.

Nous nous sommes ensuite transportés à l'auberge où pend pour enseigne « *La tette noire* », scise rue des Teinturiers. Examen également fait dans les écuries, avons remarqué qu'un cheval entier à tous crins, agé de sept à huit ans, sous poil noir, marqué en tette et au pied montoir de derrière, de la taille d'environ dix pouces, faisant partie de l'atelage du nommé Michel Colin, laboureur en la paroisse Cermenteau, Election de Bayeux, jetoit considérablement par le nez, du côté montoir, des matières blanches et vertes, et qui étoit d'ailleurs très glandré sous la ganache ce qui annonceroit que ce cheval est morveux, mais comme lesdits sieurs maréchaux n'ont pu dans ce moment encore le juger tel et voulant pour n'avoir rien à se reprocher attendre quelque tems affin de voir les progrès que cette maladie poura faire, ils ont accordé le tems d'un mois à commencer de ce jour, audit Colin, pour nous représenter ce cheval qui sera de nouveau visité. Lui avons également fait les plus expresses défences de le laisser communiquer d'icy à ce tems avec d'autres chevaux, ce qu'il a promis faire.

Perquisition également faite, dans les écuries de l'auberge portant pour enseigne « *l'Image St-Pierre* », y avons trouvé une jument sous poil brun, âgée de viron neuf ans, ayant tous ses crins, appartenant au nommé Yvonnet, meunier au moulin de la paroisse de Moulineaux, laquelle jette considérablement par le nez et glandrée au point d'être violemment soupçonnée être morveuse, et avec d'autant plus de raison que ce moulin est seis sur la même rivierre que ceux de Reviers où il y en a eu plusieurs d'attaqués de cette maladie, observons encore que ces deux paroisses sont très près l'une de l'autre, que les chevaux dudit Yvonnet peuvent avoir communiqué avec ceux des moulins de

Reviers en parcourant les campagnes du bord de la mer en alant y chercher du grain ou y porter de la farine, pour quoi nous avons également fait deffence audit Yvonnet de laisser divaguer cette jument et de la mettre seule dans une écurie jusqu'à un mois de ce jour; qu'elle sera de nouveau visitée, à quoi il a consenti. Dont du tout nous avons fait et rédigé le présent que nous certifions véritable en tout son contenu les jour et an que dessus ; dont acte. Approuvé le mot remarqué en marge, bon.

LE BLANC (avec p.) P. MOUTIER (avec p.)

J. GAMBIER (avec p.)

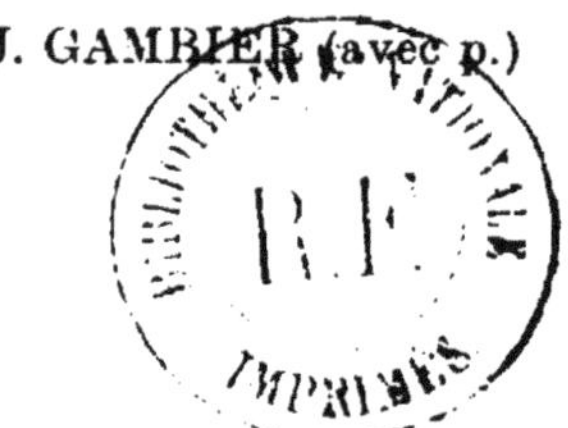

CAEN. Imprimerie Ch. VALIN, 13, rue Ecuyère